Morbus Hodgkin und Non-Hodgkin-Lymphome

Morbus Hodgkin und Non-Hodgkin-Lymphome

Fortschritte
der Diagnostik und
aktuelle Therapiekonzepte

Herausgeber
V. Diehl (Köln), *R. Schlag* (Frankfurt), *E. Thiel* (Berlin)

2., überarbeitete Auflage

36 Abbildungen und 34 Tabellen, 1998

KARGER Basel · Freiburg · Paris · London · New York ·
New Delhi · Bangkok · Singapore · Tokyo · Sydney

2., überarbeitete Auflage 1998

Dosierungsangaben von Medikamenten
    Autoren und Verlag haben alle Anstrengungen unternommen, um sicherzustellen, daß Auswahl und Dosierungsangaben von Medikamenten im vorliegenden Text mit den aktuellen Vorschriften und der Praxis übereinstimmen. Trotzdem muß der Leser im Hinblick auf den Stand der Forschung, Änderungen staatlicher Gesetzgebungen und den ununterbrochenen Fluß neuer Forschungsergebnisse bezüglich Medikamentenwirkung und Nebenwirkungen darauf aufmerksam gemacht werden, daß unbedingt bei jedem Medikament der Packungsprospekt konsultiert werden muß, um mögliche Änderungen im Hinblick auf Indikation und Dosis nicht zu übersehen. Gleiches gilt für spezielle Warnungen und Vorsichtsmaßnahmen. Ganz besonders gilt dieser Hinweis für empfohlene neue und/oder nur selten gebrauchte Wirkstoffe.

Alle Rechte vorbehalten.
    Ohne schriftliche Genehmigung des Verlags dürfen diese Publikation oder Teile daraus nicht in andere Sprachen übersetzt oder in irgendeiner Form mit mechanischen oder elektronischen Mitteln (einschließlich Fotokopie, Tonaufnahme und Mikrokopie) reproduziert oder auf einem Datenträger oder einem Computersystem gespeichert werden.

©   Copyright 1998 by S. Karger GmbH, Postfach, D-79095 Freiburg, und
     S. Karger AG, Postfach, CH-4009 Basel
     Printed in Germany on acid-free paper by Rombach GmbH, Postfach, D-79013 Freiburg
     ISBN 3-8055-6744-8

Inhalt

Vorwort zur 2. Auflage VII
Vorwort zur 1. Auflage IX

Revidierte Europäisch-Amerikanische Lymphom-Klassifikation.
Ein Vorschlag der International Lymphoma Study Group 1
Stein, H. (Berlin) für die International Lymphoma Study Group

Klinische Relevanz zytogenetischer und molekularbiologischer
Befunde bei Non-Hodgkin-Lymphomen 29
Fonatsch, Ch.; Rieder, H.; Schoch, C. (Wien)

Neue Lymphomentitäten: Zerebrale Lymphome und
Non-Hodgkin-Lymphome des Gastrointestinaltraktes 44
Müller-Hermelink, H. K.; Paulus, W.; Greiner, A. (Würzburg)

Gibt es Fortschritte in der Therapie niedrigmaligner
Non-Hodgkin-Lymphome? 57
Thiel, E.; Knauf, W. (Berlin)

Neue Entwicklungen in der Therapie hochmaligner
Non-Hodgkin-Lymphome 66
Gerhartz, H. H. (München)

Klinische Charakteristika und Therapiestrategien bei Mukosa-
assoziierten Lymphomen des Gastrointestinaltrakts (MALT) 74
Hiller, E. (München)

Rolle der Strahlentherapie in der Behandlung hochmaligner
Non-Hodgkin-Lymphome und des Morbus Hodgkin 87
Hinkelbein, W.; Höcht, St. (Berlin)

Aktuelle Therapiestrategien beim Morbus Hodgkin 97
Sieber, M.; Rüffer, U.; Diehl, V. (Köln)

Hochdosis-Chemotherapie mit anschließender Reinfusion autologer
peripherer Stammzellen: Salvage-Maßnahme oder Alternative
zur Knochenmarktransplantation? 110
Freund, M.; Kahrs, M.; Heußner, P.; Petershofen, E. K.;
Schöffski, P.; Andres, J.; Arseniev, L.; Link, H.;
Poliwoda, H. (Hannover)

Maligne Lymphome der Haut. Klinische Besonderheiten und
aktuelle Therapiekonzepte 119
Nestle, F. O.; Hess, M.; Dummer, R.; Burg, G. (Zürich)

Inzidenz und Signifikanz therapieassoziierter Spättoxizitäten
bei Patienten mit Morbus Hodgkin 144
Streit, M.; Thiel, E. (Berlin); Kreuser, E. D. (Regensburg)

Sachwortverzeichnis 159

Vorwort zur 2. Auflage

Drei Jahre nach Erscheinen dieses Buches liegt nun die 2. Auflage vor. Damit wird das Buch dem Anspruch gerecht, die Entwicklungen in Diagnostik und Therapie sowie die neuesten Erkenntnisse zur Biologie der malignen Lymphome aktuell wiederzugeben.

Die meisten Buchbeiträge sind überarbeitet worden, einige Beiträge wurden ganz neu geschrieben. Das Buch wurde so auf den neuesten Stand der Erkenntnisse gebracht und wird dem Onkologen dienlich sein, die klinisch relevanten Neuerungen der Lymphom-Klassifikationen zu erfassen und Einblick in die zytogenetischen und molekularbiologischen Befunde mit klinischer Relevanz zu erlangen.

Besonderer Schwerpunkt wird auf die Darstellung der aktuellen Entwicklungen in der Therapie der Lymphome gelegt, wobei insbesondere die Therapiestrategien der Hodgkin-Lymphome einen deutlichen Wandel erfahren haben. Aber auch seltenere Entitäten, wie die zerebralen und kutanen Lymphome sowie die MALT-Lymphome, werden ausführlich besprochen.

Die in diesem Buch dargestellten Erkenntnisse sind nach wie vor der großen Bereitschaft unserer Patienten zu verdanken, sich einer Behandlung in aktuellen Therapiestudien zu unterziehen. Es bleibt das Hauptanliegen dieses Buches, die Bereitschaft zur Teilnahme an den aktuellen Projekten zu fördern.

Die Herausgeber

Vorwort zur 1. Auflage

Ein Höhepunkt des 21. deutschen Krebskongresses vom März 1994 in Hamburg war das Symposium über M. Hodgkin und die Non-Hodgkin-Lymphome. Die Beiträge dieses Forums liegen nun in Zusammenfassung vor. Zielsetzung des Buches ist es, die Vielzahl der aktuellen und klinisch relevanten neuen Ergebnisse auf diesem Sektor der Onkologie festzuhalten. Dabei dürfte sich insbesondere die revidierte europäisch-amerikanische Lymphom-(«REAL»-)Klassifikation durch die in Zukunft gegebene Vergleichbarkeit von Therapiestudien bei Non-Hodgkin-Lymphomen als grundlegende Basis einer einheitlichen Diagnostik etablieren. Die Miteinbeziehung molekularbiologischer Befunde ist für diese neue internationale Lymphomklassifikation mittlerweile ebenso unverzichtbar wie für die Klinik. Dort hat sie zur Differenzierung zwischen biologischer Remission und minimaler residueller Erkrankung nach kurativen Therapieansätzen wie Hochdosistherapie mit nachfolgender Knochenmark- oder autologer Transplantation peripherer Blutstammzellen Eingang gefunden.

Neben neuen therapeutischen Ansätzen bei den niedrig- und hochmalignen Lymphomen werden die Besonderheiten der gastrointestinalen, zerebralen und kutanen Lymphome dargestellt, die entweder als lokalisierte oder als von speziellen Infektionen abhängige Entitäten aufgefaßt werden. Die Ergebnisse der multizentrischen deutschen Therapiestudien zur risikoadaptierten Behandlung des M. Hodgkin erhalten besonderes Gewicht durch die Erkenntnisse über die therapieassoziierten Spättoxizitäten, die das Konzept der inzwischen angelaufenen Anschlußstudien wesentlich mitbeeinflußt haben.

Die in diesem Band dargestellten Ergebnisse sind großenteils der Bereitschaft unserer Patienten zu verdanken, sich einer Behandlung in aktuellen Therapiestudien zu unterziehen. Die Geschwindigkeit eines Zuwachses zukünftiger klinischer und wissenschaftlicher Erkenntnisse wird wesentlich durch eine möglichst breite Teilnahme an multizentrischen Protokollen bedingt. Die Bereitschaft zur Teilnahme an den aktuellen Projekten zu fördern ist eines der Hauptanliegen dieses Buches.

Die Herausgeber

Revidierte Europäisch-Amerikanische Lymphom-Klassifikation

Ein Vorschlag der International Lymphoma Study Group

Harald Stein für die International Lymphoma Study Group (Peter M. Banks, John K. C. Chan, Michael L. Cleary, Georges Delsol, Christine De Wolf-Peeters, Brunangelo Falini, Kevin C. Gatter, Thomas M. Grogan, Peter G. Isaacson, Nancy Lee Harris, Elaine S. Jaffe, Daniel M. Knowles, David Y. Mason, Hans-Konrad Müller-Hermelink, Stefano A. Pileri, Miguel A. Piris, Elisabeth Ralfkiaer, Roger A. Warnke)

Brauchen wir eine neue Lymphom-Klassifikation?

Die gegenwärtig weltweit am häufigsten benutzten Lymphom-Klassifikationen sind die Working Formulation und die Kiel-Klassifikation, wobei die Working Formulation vornehmlich auf dem amerikanischen Kontinent und die Kiel-Klassifikation vornehmlich in Europa Anwendung findet.

Die Anwendung der beiden Klassifikationen auf verschiedenen Kontinenten stellt ein großes Problem dar. Da die Working Formulation und die Kiel-Klassifikation auf völlig verschiedenen Konzepten aufbauen, die Lymphomentitäten verschieden definieren und benennen und außerdem ein unterschiedliches Gradingsystem verfolgen, sind die Ergebnisse von klinischen und experimentellen Lymphomstudien von diesseits und jenseits des Atlantiks schlecht oder gar nicht vergleichbar. Dies hat unter vielen Pathologen, Hämatologen, Immunologen und Molekularbiologen zunehmende Verwirrung und Frustration ausgelöst und somit den wissenschaftlichen Fortschritt auf dem Gebiet der Lymphomforschung und -therapie behindert. Um diesen unerträglichen Zustand überwinden zu helfen, haben Peter Isaacson und der Autor dieses Artikels 1990 in Berlin die erste transatlantische histopathologische Arbeitsgruppe zur Charakterisierung der malignen Lymphome gegründet. Diese erhielt die Bezeichnung *International Lymphoma Study Group (ILSG)*. Die Mitglieder dieser Arbeitsgruppe stammen aus den USA (8), verschiedenen Ländern Europas (10) und aus Hongkong

(1). Alle Mitglieder sind durch diagnostische und wissenschaftliche Expertise auf dem Gebiet der malignen Lymphome ausgewiesen. Außerdem ist allen Mitgliedern gemeinsam, daß sie mit keiner der gegenwärtigen Lymphom-Klassifikationen emotional verbunden sind. Zunächst prüfte die ILSG, ob die weltweite Anwendung nur *einer Lymphom-Klassifikation* durch Aktualisierung bzw. Revision der Working Formulation oder der Kiel-Klassifikation oder nur durch Formulierung einer neuen Klassifikation zu erreichen sei. Diese Prüfung ergab, daß die Working Formulation wegen gravierender konzeptioneller Schwächen nicht korrigierbar ist. Es waren insbesondere die amerikanischen Mitglieder, die mit großem Nachdruck auf diese Tatsache hinwiesen. Auch die Fortschreibung der Kiel-Klassifikation erwies sich aus urheberrechtlichen Gründen als unmöglich. Damit verblieb nur die dritte Möglichkeit, nämlich auf der Basis der früheren und gegenwärtigen Lymphom-Klassifikationen und unter Berücksichtigung neuer Daten und neuer Methoden eine dem gegenwärtigen Erkenntnisstand entsprechende und damit international akzeptable Lymphom-Einteilung zu erarbeiten.

Konzept des neuen Klassifikationsvorschlags

Bei der Erarbeitung eines neuen Einteilungsvorschlags ging die ILSG von dem Konzept aus, daß Lymphomentitäten, die von den 19 Mitgliedern der ILSG unter dem Mikroskop erkannt werden können, auch für andere Pathologen diagnostizierbar sind und daß Lymphomtypen, die von den 19 Mitgliedern der ILSG nicht überzeugend oder gar nicht definiert werden können, auch anderen Pathologen diagnostische Schwierigkeiten bereiten. Konkret wurde so vorgegangen, daß eine Liste sämtlicher bisher diagnostizierter Lymphomtypen mit allen definierenden mophologischen und anderen Charakteristika zusammengestellt wurde. Diese Liste wurde auf dem dritten ILSG-Workshop in Berlin im April 1993 intensiv diskutiert. Diese Diskussion schloß die gemeinsame Analyse von entsprechenden Lymphomfällen am Multidiskussionsmikroskop ein. Das Ergebnis der Debatte wurde in sogenannten Summary-Tabellen zusammengefaßt (siehe S. 9–27). Diese Summary-Tabellen wurden so lange revidiert, bis einstimmige Zustimmung erzielt war. Jede dieser Summary-Tabellen beschreibt eine Lymphomentität oder Lymphomgruppe. Dabei wurde je nach Datenlage zwischen etablierten und möglichen, d. h. provisorischen Entitäten unterschieden. Wie den Summary-Tabellen zu entnehmen ist, werden im Gegensatz zur Working Formulation und z. T. der Kiel-Klassifikation im neuen Lymphom-Klassifikationsvorschlag die Lymphomentitäten nicht nur rein morphologisch, sondern darüber hinaus immunologisch, molekulargenetisch und klinisch definiert, denn das Ziel des neuen Klassifikationsvorschlags ist die Definition von biologischen bzw. echten Krankheitseinheiten. Dieser Ansatz ist nicht neu. Er wurde vielfach, unter anderem auch in der

Tab. 1. Entitäten der Revidierten Europäisch-Amerikanischen Lymphom-Klassifikation

B-Zell-Neoplasien
I. Vorläufer-B-Zell-Neoplasie (Vorläufer-B-lymphoblastische[s] Lymphom/Leukämie)
II. Periphere B-Zell-Neoplasien
1. Chronische lymphatische B-Zell-Leukämie/kleinzelliges lymphozytisches B-Zell-Lymphom/Prolymphozyten-Leukämie vom B-Zell-Typ
2. Lymphoplasmozytisches Lymphom (Immunozytom)
3. Mantelzell-Lymphom
4. Follikelzentrums-Lymphom, follikulär +/– diffus,
   vorläufiges zytologisches Grading: I (kleinzellig), II (gemischt klein- und großzellig), III (großzellig),
   Provisorischer Subtyp: diffus, vornehmlich kleinzellig
5. Marginalzonen-B-Zell-Lymphom
   Extranodal (MALT-Typ +/–, monozytoide B-Zellen)
   Nodal (+/– monozytoide B-Zellen)*
6. Provisorische Entität: Marginalzonen-B-Zell-Lymphom der Milz (+/– zirkulierende villöse Lymphozyten)
7. Haarzell-Leukämie
8. Plasmozytom/Myelom
9. Diffuses großzelliges B-Zell-Lymphom
   Subtyp: primär mediastinales großzelliges B-Zell-Lymphom
10. Burkitt-Lymphom
11. Provisorische Entität: hochmalignes B-Zell-Lymphom, Burkitt-like

T-Zell- und Natürliche-Killer(NK)-Zell-Neoplasien
I. Vorläufer-T-Zell-Neoplasien (Vorläufer-T-lymphoblastische[s] Lymphom/Leukämie)
II. Periphere T-Zell- und NK-Zell-Neoplasien
1. Chronische lymphatische T-Zell-Leukämie/Prolymphozyten-Leukämie
2. Lymphozyten-Leukämie vom azurgranulierten Typ
   a) T-Zell-Typ
   b) NK-Zell-Typ
3. Mycosis fungoides/Sézary-Syndrom
4. Periphere T-Zell-Lymphome, unspezifiziert
   Zytologische Kategorien: mittelgroßzellig, gemischt mittelgroß- und großzellig, lymphoepitheloidzellig
   Provisorischer Subtyp: subkutanes pannikulitisches T-Zell-Lymphom
5. Provisorischer Subtyp: hepatosplenisches γ-δ-T-Zell-Lymphom
6. Angioimmunoblastisches T-Zell-Lymphom
7. Angiozentrisches Lymphom
8. Intestinales T-Zell-Lymphom (+/– Enteropathie)
9. Adulte(s) T-Zell-Lymphom/-Leukämie, HTLV1+
10. Anaplastisches großzelliges Lymphom (T-und Null-Zell-Typen)
11. Anaplastisches großzelliges Lymphom, Hodgkin-like

(Fortsetzung)

Tab. 1 (Fortsetzung)

Hodgkinsche Krankheit
I. Lymphozytenprädominanter (LP-)Typ (Paragranulom)
   (nodulär +/– diffus)
II. Noduär-sklerosierender (NS-)Typ
III. Mischtyp (MC)
IV. Lymphozytenarmer (LD-)Typ
V. Provisorischer Typ: lymphozytenreicher klassischer (LRC-)Typ

Die provisorischen Entitäten können bei bestätigenden Daten zu etablierten Entitäten werden, oder sie können bei deren Ausbleiben aus der Klassifikation gestrichen werden. Einige Lymphomfälle werden aus verschiedenen Gründen nicht klassifizierbar sein; sie sollten wie folgt beschrieben werden:
– B-Zell-Lymphom, nicht klassifizierbar (niedrigmaligne/hochmaligne)
– T-Zell-Lymphom, nicht klassifizierbar (niedrigmaligne/hochmaligne)
– Hodgkinsche Krankheit, nicht klassifizierbar
– Malignes Lymphom, nicht klassifizierbar (niedrigmaligne/hochmaligne).

Kiel-Klassifikation, allerdings hier nicht in voller Konsequenz, verfolgt. Bei der Erarbeitung des neuen Klassifikationsvorschlags wurde nur auf publizierte Daten zurückgegriffen. Daraus folgt, daß der neue Lymphomklassifikationsvorschlag keine neuen Untersuchungsergebnisse und keine neuen (d. h. bisher nicht beschriebenen) Entitäten enthält. Das Neue an dem vorgelegten Klassifikationsvorschlag ist lediglich, daß er versucht, die international gemachten Erfahrungen und die in der Literatur mitgeteilten Daten zu einem einheitlichen Klassifikationskonzept zusammenzuführen. Daß dieser Versuch kein perfektes Endergebnis, sondern eine Art Zwischenbilanz des gegenwärtigen Erkenntnisstandes (wie es im übrigen die früheren Lymphom-Einteilungen auch getan haben) darstellt, versteht sich von selbst. Die Fortschreibung des neuen Klassifikationsvorschlags entsprechend dem wissenschaftlichen Fortschritt ist praktisch jederzeit möglich und unproblematisch, weil er an keine Einzelautorenschaft gebunden ist.

Bezeichnung des neuen Klassifikationsvorschlags

Da der neue Einteilungsvorschlag sowohl Elemente der Working Formulation als auch insbesondere der Kiel-Klassifikation berücksichtigt, hat die ILSG die Bezeichnung *Revised European American Lymphoma (R. E. A. L.) Classification* vorgeschlagen.

Merkmale der REAL-Klassifikation

Die REAL-Klassifikation schließt im Gegensatz zu früheren Klassifikationen nicht nur die Non-Hodgkin-Lymphome (NHL), sondern auch den Morbus Hodgkin mit ein. Die NHL werden je nach zellulärer Abstammung in B-NHL und T-NHL unterschieden. Innerhalb der B- und T-NHL sind die Entitäten – soweit möglich – nach der Differenzierung der mutmaßlichen Herkunftszellen geordnet. Da alle Differenzierungsschemata der physiologischen B- und T-Zell-Reifung in großen Teilen hypothetisch sind, wurde eine Zuordnung der vorgeschlagenen Lymphomentitäten zu bestimmten B- und T-Zell-Reifungsformen nicht in den Vordergrund gestellt. Wichtiger erschien der ILSG die Prüfung, ob es überzeugende Fakten und Argumente für die Existenz von Lymphomentitäten gibt.

Wegen der gesicherten zweiwelligen bzw. mehrwelligen Differenzierung der B- und T-Zellen wurden sowohl die B-NHL als auch die T-NHL in Vorläufer-B- und -T-Zell-Lymphome (d. h. abstammend von den Zellen der ersten Antigen-unabhängigen Differenzierungswelle) und periphere B- und T-Zell-Lymphome unterschieden (d. h. abstammend von den Zellen der zweiten bzw. nachfolgenden Antigen-abhängigen Differenzierungswelle[n]).

In Grundzügen sind in dem Vorschlag zur REAL-Klassifikation viele Differenzierungskriterien oder -merkmale der Kiel-Klassifikation enthalten, die jedoch zum Teil aufgrund klinischer Beobachtungen oder neuer immunphänotypischer und molekularbiologischer Ergebnisse in einigen Aspekten anders interpretiert oder ergänzt wurden. Neu an der REAL-Klassifikation ist unter anderem die Definition bestimmter B-Zell-Neoplasien, wie beispielsweise das Immunozytom: Lymphomfälle, die eine plasmazelluläre Differenzierung und dabei gleichzeitig die charakteristischen Merkmale einer chronischen lymphatischen B-Zell-Leukämie (B-CLL), eines Mantelzell-Lymphoms, eines Follikelzentrums-Lymphoms oder eines MALT (Mukosa-assoziiertes lymphoides Gewebe)-B-Zell-Lymphoms aufweisen, werden als plasmazellulär differenzierte Varianten der genannten Lymphomtypen und nicht als Immunozytome aufgefaßt. Als Immunozytome oder lymphoplasmazytoide Lymphome werden solche B-Zell-Lymphome definiert, die aus einem Gemisch aus B-Zellen, Proplasmazellen oder Plasmazellen bestehen, dabei aber Merkmale anderer Lymphomentitäten vermissen lassen. Ferner wurde im Gegensatz zur Kiel-Klassifikation der Malignitätsgrad nicht zur Unterscheidung von Entitäten herangezogen. Als Beispiele seien das Follikelzentrums-Lymphom, das MALT-B-Zell-Lymphom und das adulte T-Zell-Lymphom genannt. Die großzelligen Formen dieser Lymphome werden als aggressivere Varianten der entsprechenden Entität und nicht als eigene Entität aufgefaßt. Des weiteren wird im Gegensatz zur Working Formulation und der Kiel-Klassifikation mangels Reproduzierbarkeit und derzeitiger klinischer Relevanz auf den Zwang verzichtet, die *großzelligen B-Zell-Lymphome* und die *peripheren T-Zell-Lymphome ohne spezifische Besonderheiten* in Subtypen zu klassifizieren. Die weiteren Neuerungen und Besonderheiten der REAL-Klassifikation sind den Tabellen 1, 2 und 3 sowie den Summary-Tabellen zu entnehmen. Für den interessierten Leser: weitere Einzelheiten und Aspekte siehe bei [1, 2, 3].

Tab. 2. Vergleich der Revised European-American Lymphoma (REAL)-Klassifikation mit der Kiel-Klassifikation und der Working Formulation in der englischen Originalfassung

Kiel Classification	R.E.A.L.	Working Formulation
B-Lymphoblastic	Precursor B-lymphoblastic lymphoma/leukemia	Lymphoblastic
B-Lymphocytic, B-CLL, B-lymphocytic, prolymphocytic leukemia	B-cell chronic lymphocytic leukemia (B-Cell)/prolymphocytic leukemia/small lymphocytic lymphoma	*Small lymphocytic, consistent with CLL*
Lymphoplasmacytoid immunocytoma	B-CLL with plasma-cellular differentiation	*Small lymphocytic, plasmacytoid*
Lymphoplasmacytic immunocytoma	Lymphoplasmacytic lymphoma	*Small lymphocytic, plasmacytoid* Diffuse, mixed small and large cell
Centrocytic Centroblastic, centrocytoid subtype	Mantle cell lymphoma	Small lymphocytic *Diffuse, small cleaved cell* Follicular, small cleaved cell Diffuse, mixed small and large cell Diffuse, large cleaved cell
Centroblastic-centrocytic, follicular Centroblastic, follicular Centroblastic-centrocytic, diffuse	Follicle center lymphoma, follicular – Grade I – Grade II – Grade III Follicle center lymphoma, diffuse, small cell (provisional)	*Follicular, predominantly small cleaved cell* *Follicular, mixed small and large cell* Follicular, predominantly large cell *Diffuse, small cleaved cell* Duffuse, mixed small and large cell
–	Extranodal marginal zone B-cell lymphoma (low grade B-cell lymphoma of MALT type)	*Small lymphocytic* Diffuse, small cleaved cell Diffuse, mixed small and large cell
Monocytoid, including marginal zone Immunocytoma	Nodal marginal zone B-cell lymphoma (provisional)	*Small lymphocytic* Diffuse, small cleaved cell Diffuse, mixed small and large cell Unclassifiable
–	Splenic marginal zone B-cell lymphoma (provisional)	*Small lymphocytic* Diffuse small cleaved cell
Hairy cell leukemia	Hairy cell leukemia	–
Plasmacytic	Plasmacytoma/myeloma	Extramedullary plasmacytoma
Centroblastic (monomorphic, polymorphic and multilobated subtypes) *B-Immunoblastic* B-large cell anaplastic (Ki-1+)	Diffuse large B-cell lymphoma	*Diffuse, large cell* Large cell immunoblastic Diffuse, mixed small and large cell
–*	Primary mediastinal large B-cell lymphoma	*Diffuse, large cell* Large cell immunoblastic

(Fortsetzung)

Tab. 2 (Fortsetzung)

Burkitt's lymphoma	Burkitt's lymphoma	Small noncleaved cell, Burkitt's
– ? *some cases of centroblastic and immunoblastic*	High grade B-cell lymphoma, Burkitt-like (provisional)	*Small noncleaved cell, non-Burkitt's* *Duffuse, large cell* *Large cell immunoblastic*
T-lymphoblastic	Precursor T-lymphoblastic lymphoma/leukemia	Lymphoblastic
T-lymphocytic, CLL type T-lymphocytic, prolymphocytic leukemia	T-cell chronic lymphocytic leukemia/prolymphocytic leukemia	*Small lymphocytic* Diffuse small cleaved cell
T-lymphocytic, CLL type –	Large granular Lymphocytic leukemia – T-cell type – NK cell type	*Small lymphocytic* Difuse, small cleaved cell
Small cell cerebriform (mycosis fungoides, Sezary syndrome)	Mycosis fungoides/Sezary syndrome	Mycosis fungoides
T-zone Lymphoepithelioid Pleomorphic, small T-cell *Pleomorphic, medium-sized and large T-cell* T-immunoblastic	Peripheral T-cell lymphomas, unspecified (Including provisional subtype: subcutaneous panniculitic T-cell lymphoma)	Diffuse, small cleaved cell *Diffuse, mixed small and large cell* Diffuse, large cell *Large cell immunoblastic*
–	Hepatosplenic gamma-delta T-cell lymphoma (provisional)	–
Angioimmunoblastic (AILD, LgX)	Angioimmunoblastic T-cell lymphoma	*Diffuse, mixed small and large cell* Diffuse, large cell Large cell immunoblastic
–*	Angiocentric lymphoma	Diffuse, small cleaved cell *Diffuse, mixed small and large cell* Diffuse, large cell *Large cell immunoblastic*
–	Intestinal T-cell lymphoma	Diffuse, small cleaved cell Diffuse, mixed small and large cell Diffuse, large cell *Large cell immunoblastic*
Pleomorphic small T-cell, HTLVI+ *Pleomorphic medium-sized and large T-cell, HTLVI+*	Adult T-cell lymphoma/Leukemias	Diffuse, small cleaved cell Diffuse, mixed small and large cell Diffuse, large cell *Large cell immunoblastic*
T-large cell anaplastic (Ki-1+)	Anaplastic large cell lymphoma, T- and null-cell types	Large cell immunoblastic

* Not listed in classification, but discussed as rare or ambiguous type.

Tab. 3. Entitäten der REAL-Klassifikation und die ungefähre Häufigkeit ihres Auftretens (%)

Lymphomentität	Lymph-knoten	Knochen-mark	Milz	Gastro-intestinaler Trakt	Haut
B-Zell-Neoplasien					
Vorläufer-B-lymphoblastische(s) Leukämie/Lymphom	1–3	5–15	< 1	< 1	1–4
Chronische lymphatische Leukämie/prolymphozytische Leukämie/kleinzelliges lymphozytisches Lymphom	5–10	25–35	25–40	2	5–10
Lymphoplasmozytoides Lymphom/Immunozytom	1–2	5–10	3	< 1	1–3
Mantelzell-Lymphom	2–6	1–3	1–5	2	< 1
Follikelzentrums-Lymphom, follikulär	25–40	10–15	20–25	5–10	10
Marginalzonen-Lymphom vom B-Zell-Typ					
Extranodal (MALT-Typ +/– monozytoide B-Zellen)	1–5	< 1	< 1	20–50	5
Vorläufiger Subtyp: nodal (+/– monozytoide B-Zellen)	1–5	< 1	< 1	–	–
Vorläufige Entität: Marginalzonen-Lymphom der Milz (+/– villöse Lymphozyten)	–	< 5	5–10	–	–
Haarzell-Leukämie	< 1	5–10	10–25	–	–
Plasmozytom einschließlich multiples Myelom	< 1	30–50	–	1	–
Diffuses großzelliges B-Zell-Lymphom*	25–35	1	20	30	20
Burkitt-Lymphom	1–2	< 1	< 1	1–2	< 1
Vorläufige Entität: hochmalignes B-Zell-Lymphom, Burkitt-like*	1	< 1	< 1	1	< 1
T-Zell- und natürliche Killer-Zell-Neoplasien					
Vorläufer T-lymphoblastische(s) Leukämie/Lymphom	1–4	< 1	< 1	< 1	< 1
Chronische lymphatische Leukämie/Prolymphozyten-Leukämie	< 1	< 1	< 1	< 1	5
Großgranuläre lymphatische Leukämie (LGL)	< 1	< 1	< 1	–	–
Mycosis fungoides/Sezary-Syndrom	1	–	–	–	25–30
Periphere T-Zell Lymphome, unspezifiziert*	5–7	< 1	< 1	2–3	10–20
Angioimmunoblastisches T-Zell-Lymphom (AILD)	1–4	< 1	–	–	–
Angiozentrisches Lymphom	< 1	–	–	–	< 1
Intestinales T-Zell-Lymphom (+/– Enteropathie)	–	–	–	1–5	–
Adultes T-Zell-Lymphom (ATL/L)	< 1	< 1	–	–	< 1
Anaplastisches großzelliges Lymphom (ALCL), CD30+, T-Zell- und Null-Zell-Typen	1–30	1–2	–	1–5	5–15

Daten von: Departments of Pathology, Stanford University, Stanford, CA, John Radcliffe Hospital, Oxford, UK, Herlev Hospital, Copenhagen, Denmark, Universita degli Studi, Bologna, Italy.
* Diese Kategorien enthalten wahrscheinlich mehr als eine Krankheitsentität.

Beschreibung der einzelnen Lymphom-Entitäten der REAL-Klassifikation in Form von *Summary*-Tabellen

In den Summary-Tabellen verwendete Abkürzungen und ihre Bedeutung

TdT	=	terminale Desoxynukleotidyltransferase
sIg	=	Oberflächenimmunglobulin
cIg	=	zytoplasmisches Immunglobulin
CD	=	Differenzierungscluster
IgH	=	Immunglobulin schwere Ketten
IgL	=	Immunglobulin leichte Ketten
TCR	=	T-Zell-Rezeptor
EMA	=	epitheliales Membranantigen
Pan B	=	CD19, CD20, CD22, CD79a, sofern nicht anders angegeben
Pan T	=	CD3, CD45RO
EBV	=	Eppstein-Barr-Virus
+	=	> 90 % der Fälle sind positiv
+/–	=	50–90 % der Fälle sind positiv
–/+	=	10–50 % der Fälle sind positiv
–	=	< 10 % der Fälle sind positiv
m	=	männlich
w	=	weiblich

Follikuläre dendritische Zellen = können durch Immunfärbung mit CD21, CD35 oder R4/23 sichtbar gemacht werden.

Unterstrichene phänotypische Marker sind wichtige definierende Entitäten-Marker zusätzlich zu den linienspezifischen Markern oder aber Marker, die für die Differentialdiagnose von morphologisch ähnlichen Entitäten hilfreich sind. Schlüsselmarker sind darüber hinaus durch Fettdruck hervorgehoben.

B-Zell-Neoplasien

Vorläufer-B-Lymphoblastische(s) Lymphom/Leukämie

Morphologie:	Mittelgroße Zellen; runder oder «convoluted» Nukleus; feines Chromatin; unauffälliger Nukleolus; wenig Zytoplasma; große Wachstumsfraktion.
Phänotyp:	sIg-, zytoplasmische μ-Kette 30 %; <u>CD19+</u>, <u>CD20–/+</u>, CD22+, **CD79a+**, **TdT+**, HLA-DR+, CD10+/–, CD34+/–, CD13–/+, CD33–/+, **CD3–**.
Genetik:	Klonale Umlagerung der IgH-Gene bei fehlender Umlagerung der IgL-Gene; variable zytogenetische Anomalien.
Klinische Daten:	Stellt 80 % der akuten lymphoblastischen Leukämien und < 20 % der lymphoblastischen Lymphome dar; Kinder > Erwachsene.

Lokalisation:	Knochenmark, Blut; selten in Form solider Tumoren in Knochen, Haut, Lymphknoten.
Verlauf:	Hochgradig aggressiv, jedoch potentiell heilbar.
Zelluläre Herkunft:	Knochenmark-abgeleitete Vorläufer-B-Zelle in verschiedenen Differenzierungsstadien.

Chronische lymphatische B-Zell-Leukämie (B-CLL)/ prolymphozytische Leukämie (B-PLL)/kleinzelliges lymphozytisches Lymphom (SLL)

Morphologie:	Kleine Lymphozyten; Prolymphozyten; Paraimmunoblasten; Pseudofollikel (Proliferationszentren); in einigen Fällen Kernunregelmäßigkeiten; in einigen Fällen plasmazytoide Differenzierung (entspricht dem lymphoplasmazytoiden Immunozytom der Kiel-Klassifikation); der Begriff «kleinzelliges lymphozytisches Lymphom» ist Fällen vorbehalten, die histologisch mit der B-CLL identisch, bei Manifestation jedoch nichtleukämisch sind.
Phänotyp:	B-CLL: sIgM schwach +, sIgD+/–, cIg–, Pan B+, **CD5+**, CD10–, **CD23+**, CD43+, CD11c–/+, CD25–/+; B-PLL: sIg stark +, CD22+ und CD5 oft – .
Genetik:	Klonale Umlagerung der IgH- und IgL-Gene; keine IgH-Mutationen; Trisomie 12 –/+; 13q-Anomalien –/+.
Klinische Daten:	Stellt etwa 90% der CLL dar; Erwachsene höheren Alters; m > w; B-PLL oft mit hoher Lymphozytenzahl und Splenomegalie assoziiert; selten M-Komponente.
Lokalisation:	Knochenmark, Blut, Lymphknoten, Milz, Leber; selten aleukämisch.
Verlauf:	Indolent, jedoch unheilbar; B-CLL kann eine prolymphozytoide Transformation durchmachen (schlechtere Prognose); in einigen Fällen im Verlauf Entstehung eines großzelligen Lymphoms (Richter-Syndrom) entweder durch Transformation oder de novo (sekundäre Neoplasie); B-PLL aggressiver als B-CLL.
Zelluläre Herkunft:	Rezirkulierende CD5+CD23+ periphere Präkeimzentrums-B-Zellen.

Lymphoplasmozytisches Lymphom (Immunozytom)

Morphologie:	Kleine Lymphozyten, plasmozytoide Lymphozyten und Plasmazellen, mit oder ohne Dutcher- oder Russell-Körperchen; entspricht weitgehend dem lymphoplasmozytischen Immuno-

Phänotyp:	zytomtyp in der Kiel-Klassifikation; laut R.E.A.L.-Definition müssen histologische Merkmale einer chronischen-lymphatischen B-Zell-Leukämie, eines Follikelzentrums-Lymphoms, Mantelzell-Lymphoms oder Marginalzonen-Lymphoms fehlen. sIgM+, sIgD−/+, cIg+, Pan B+, CD5−/+, CD10−, CD43+/−, CD25−/+.
Genetik:	IgH- und IgL-Gene rearrangiert; meist IgH-Mutationen.
Klinische Daten:	Erwachsene höheren Alters; M-Komponente (>75%); Assoziation von Hyperviskosität in Fällen mit hohem monoklonalem Serum-IgM (Waldenströmsche Makroglobulinämie).
Lokalisation:	Lymphknoten, Milz, Knochenmark, Blut.
Verlauf:	Indolent; mit der verfügbaren Therapie im allgemeinen nicht heilbar; kann in ein großzelliges Lymphom übergehen.
Zelluläre Herkunft:	Gedächtnis-B-Zelle, mit aktiviertem Plasmazell-Differenzierungsprogramm.

Mantelzell-Lymphom

Morphologie:	Kleine bis mittelgroße Zelle; unregelmäßiger (oder manchmal runder) Nukleus; unauffälliger Nukleolus; kaum Zytoplasma; keine transformierten Zellen (Blasten) mit basophilem Zytoplasma (Zentroblasten, Immunoblasten); keine Pseudofollikel; bisweilen Beimischung einiger Epitheloidzellen; Wachstumsmuster: im allgemeinen diffus oder leicht nodulär mit oder ohne Mantelzonenmuster; reines Mantelzonenmuster ist möglich; regelrechtes follikuläres Muster ist selten (entspricht follikulärer Kolonisierung); blastoide Variante: meist mittelgroße Blasten, die Lymphoblasten mehr ähneln als den Blasten der großzelligen B-Zell-Lymphome; meist große Wachstumsfraktion.
Phänotyp:	sIgM+; SIgD+, lambda > kappa, Pan B+, **CD5+,** CD10−, **CD23−,** CD43+, CD11c−, CD25−, **Zyclin-D1+**, unscharf abgegrenzte lockere, oft ausgedehnte follikuläre dendritische Zellcluster in 80% der Fälle.
Genetik:	Klonale Umlagerung der IgH- und IgL-Gene; t(11;14); rearrangiertes bcl-1-Gen (Zyklin D1/PRAD1) in über 60% nachweisbar.
Klinische Daten:	Erwachsene höheren Alters; m > w; gewöhnlich ausgedehnte Krankheit.
Lokalisation:	Lymphknoten, Milz, Waldeyerscher Rachenring, Knochenmark, Blut, Magen-Darm-Trakt (lymphomatöse Polypose).

Verlauf:	Mäßig aggressiv; im allgemeinen nicht heilbar; mittlere Überlebensdauer: 3–5 Jahre (3 Jahre bei der blastoiden Variante).
Zelluläre Herkunft:	CD5+CD23-B-Zellen des follikulären Mantels.

Follikelzentrums-Lymphom, follikulär

Morphologie:	Mischung aus Keimzentrumszellen (KZZ); Zentrozyten (kleine gekerbte KZZ) mit gekerbten/*cleaved* Kernen und wenig Zytoplasma sowie Zentroblasten (große nichtgekerbte KZZ) mit runden Kernen, kernmembranständigen Nukleolen und basophilen Zytoplasma; zytologischer Malignitätsgrad I, II, III, je nach Anteil der Zentroblasten (III rein blastär). Follikuläres Wachstumsmuster mit oder ohne diffuse Anteile (vorläufiger Subtyp: diffuses Follikelzentrums-Lymphom, vornehmlich kleinzellig).
Phänotyp:	sIg+ (im allgemeinen IgM, IgG, IgA), Pan B+, **CD10+/–**, **BCL–6+**, **CD5–**, **CD23–/+**, CD43–, CD11c–, CD25–; **Überexpression von bcl-2-Protein** nützlich zur Unterscheidung von reaktiven Follikeln; scharf begrenzte **follikuläre dendritische Zellcluster** in fast allen Fällen.
Genetik:	Klonale Umlagerung der IgH- und IgL-Gene; IgH-Mutationen mit intraklonaler Diversität; t(14;18) und rearrangierte bcl-2-Gene in 70–95 % der Fälle.
Klinische Daten:	40 % der Non-Hodgkin-Lymphome in den USA, sonst weniger häufig; Erwachsene; m = w; generalisierte Krankheit; oftmals asymptomatisch.
Lokalisation:	Lymphknoten (> 80 %), Milz, Knochenmark, extranodal (selten); 80 % Stadium III/IV.
Verlauf:	Indolent; mit der verfügbaren Therapie im allgemeinen nicht heilbar; Progredienz in ein großzelliges Lymphom möglich; mittlere Überlebensdauer 6–8 Jahre.
Zelluläre Herkunft:	Große und kleine Keimzentrums-B-Zellen (Zentroblasten und Zentrozyten).

Extranodales Marginalzonen-B-Zell-Lymphom (niedrigmalignes B-Zell-Lymphom vom MALT-Typ)

Morphologie:	Zelltypen: kleine Lymphozyten; Marginalzonen-(Zentrozytenartige) Zellen; monozytoide B-Zellen; nicht selten Beimischung von Blasten; Wachstumsmuster: diffus, perifollikulär (Marginalzone), interfollikulär, gelegentlich follikulär durch Kolonisierung reak-

	tiver Follikel; meist reaktive Sekundärfollikel vorhanden; lymphoepitheliale Läsionen.
Phänotyp:	sIg+ (IgM oder IgA oder IgG), sIgD–, cIg–/+, Pan B+, **CD5–**, CD10–, **CD23–**, CD43–/+.
Genetik:	Klonale Umlagerung der IgH- und IgL-Gene; IgH-Mutationen; keine t(11;14); keine t(14;18); Trisomie 3 oder t(11;18) (q21; q21) in 30% bzw. in 50% der Fälle.
Klinische Daten:	Häufiger bei Frauen; in den meisten Fällen Stadium I und II, in 30% jedoch disseminiert (oft auf andere extranodale Lokalisationen). Prädisponierende Faktoren: Sjögren-Syndrom, Hashimoto-Thyroiditis, *Helicobacter*-Gastritis.
Lokalisation:	Epithel (Magen, Darm, Speicheldrüse, Lunge, Schilddrüse, Tränendrüse, Konjunktiva, Blase, Nieren, Haut), Weichteile.
Verlauf:	Bei lokalisiertem Befall durch Lokaltherapie heilbar; Rezidive oft an anderer extranodaler Lokalisation. Regression der niedrigmalignen MALT-B-Zell-Lymphome nach einer Anti-*Helicobacter*-Therapie beobachtet. Bei Dissemination ähnliches klinisches Verhalten wie nodale niedrigmaligne B-Zell-Lymphome. Übergang in ein großzelliges B-Zell-Lymphom möglich.
Zelluläre Herkunft:	Marginalzonen-B-Zelle des Schleimhaut- assoziierten lymphatischen Gewebes (MALT) mit der Fähigkeit zur Plasmazell-Differenzierung.

Nodales Marginalzonen-B-Zell-Lymphom (vorläufig)

Morphologie:	Zelltypen; Marginalzonen- und monozytoide B-Zellen; Lymphozyten; +/- Plasmazellen.
	Wachstumsmuster: sinusoid, perisinusoid, interfollikulär, Marginalzone, selten follikulär (kolonisierte Follikel).
Phänotyp:	sIgM+, sIgD–, cIg–/+, Pan B+, CD5–, CD10–, CD23–, CD43–/+.
Genetik:	Klonale Umlagerung der IgH- und IgL-Gene; keine t(11;14); keine t(14;18).
Klinische Daten:	Erwachsene; überwiegend Frauen; oft mit dem Sjögren-Syndrom assoziiert; kann eine nodale Absiedlung eines okkulten MALT-B-Zell-Lymphoms darstellen.
Lokalisation:	Lokalisierter oder disseminierter Lymphknoten-Befall; Befall von Knochenmark und Blut selten.
Verlauf:	Langsam progredient; mit der verfügbaren Therapie im allgemeinen nicht heilbar; Übergang in ein großzelliges B-Zell-Lymphom möglich.
Zelluläre Herkunft:	Marginalzonen- und/oder monozytoide B- Zellen vom nodalen Typ.

Marginalzonen-B-Zell-Milz-Lymphom (vorläufig)

Morphologie:	Milz; Marginalzonenzellen; Befall der Mantelzone und der Marginalzone der weißen Pulpa sowie nicht selten auch der roten Pulpa; peripheres Blut: in einigen Fällen villöse Lymphozyten wie beim «B-Zell-Milzlymphom mit zirkulierenden villösen Lymphozyten».
Phänotyp:	sIgM+, sIgD+, cIg–/+, Pan B+, CD5–, CD10–, CD23–, CD25– .
Genetik:	Klonale Umlagerung der IgH- und IgL-Gene.
Klinische Daten:	Selten; Erwachsene; Splenomegalie prominent; leichte bis mittlere Lymphozytose; M-Komponente bei 40% der Fälle.
Lokalisation:	Milz, Blut, Knochenmark, nichtperiphere Lymphknoten.
Verlauf:	Langsam progredient; im allgemeinen mit der verfügbaren Therapie nicht heilbar.
Zelluläre Herkunft:	Periphere B-Zelle ungeklärter Differenzierung.

Haarzell-Leukämie

Morphologie:	Kleine lymphoide Zellen mit reichlich Zytoplasma; villöse (haarige) Zytoplasmaprojektionen (im Ausstrich); runder bis ovaler Nukleus, gelegentlich bohnenförmig; ziemlich stark kondensiertes Chromatin; selten Mitosen; Milz: Befall der roten Pulpa; Befall des Knochenmarks: diffus interstitiell, mit erhöhtem Gehalt an Retikulinfasern.
Phänotyp:	sIg+ (IgM, IgD, IgG oder IgA), Pan B+, **DBA44+, CD11c stark+,** CD25+, **CD103+** (MLA = Mukosa-Lymphozyten-Antigen, nachweisbar mit den monoklonalen Antikörpern HML-1, Ber-ACT8, B-ly7), CD68 (KP1) Tartrat-resistente Säurephosphatase+.
Genetik:	Klonale Umlagerung der IgH- und IgL-Gene.
Klinische Daten:	Erwachsene, Splenomegalie mit Neutropenie, Anämie, Monozytopenie; in der Frühphase minimaler Befall des peripheren Bluts; Knochenmarkinfiltration; bei trockener Punktion: Diagnose durch Knochenmarksbiopsie oder oft auch Blutausstrich; keine oder nur minimale Lymphadenopathie.
Lokalisation:	Peripheres Blut, Knochenmark, Milz.
Verlauf:	Indolenter Verlauf mit erhöhtem Infektionsrisiko; Remissionen mit Interferon, Desoxycoformycin oder 2-Chlordesoxyadenosin möglich.

Zelluläre Herkunft: Periphere B-Zelle unbekannter (später) Differenzierung.

Plasmozytom/Myelom

Morphologie:	Plasmazellen +/- Plasmablasten, nur sehr geringe oder gar keine Beimischung von Lymphozyten.
Phänotyp:	**cIg+** (IgG, IgA, selten IgD, IgM oder IgE; nur eine leichte Ig-Kette), Pan B–(CD19, CD20, CD22), CD79a+/–, CD45–/+, HLA-DR–/+, CD38+, CD56+/–, EMA–/+, CD43+/–, **VS38c+**.
Genetik:	Klonale Umlagerung der IgH- und IgL-Gene; t(11;14) gelegentlich nachweisbar.
Klinische Daten:	Erwachsene; oft ausgedehnter Befall; Anämie; lytische Knochenschädigungen; Knochenschmerzen; Hyperkalzämie; in seltenen Fällen: solitäres Plasmozytom.
Lokalisation:	Knochenmark, Knochen, verschiedene extramedulläre Lokalisationen, selten Lymphknoten.
Verlauf:	Myelom: indolent, im allgemeinen nicht heilbar; solitäres Plasmozytom: günstige Prognose; Progredienz zum Myelom möglich (50%iges Risiko beim ossalen Typ und 10–20%iges beim extramedullären Typ).
Zelluläre Herkunft:	Plasmazelle.

Diffuses, großzelliges B-Zell-Lymphom

Morphologie:	Große Blasten (Kern größer als der von Gewebsmakrophagen); prominente Nukleolen; mäßig breites bis breites, meist basophiles Zytoplasma; mittelgroße Wachstumsfraktion. Varianten oder Subtypen: zentroblastisch; immunoblastisch; gemischt zentroblastisch/immunoblastisch (am häufigsten); multilobated; anaplastisch; T-Zell-reich; zur Zeit Subklassifizierung dieser Tumoren nicht reproduzierbar.
Phänotyp:	sIg+/–, cIg–/+, **Pan B+,** CD45+/–, CD5–/+, CD10–/+ (schwach); CD30+ beim anaplastischen Subtyp.
Genetik:	Klonale Umlagerung der IgH- und IgL-Gene; IgH-Mutationen; Umlagerung des bcl-2-Gens in 30% der Fälle; Umlagerung des bcl-6-Gens (Chromosom 3q27) in 30% der Fälle; rearrangiertes c-myc-Gen-Umlagerung selten.
Klinische Daten:	Heterogene Entität; sämtliche Altersgruppen; schnell wachsend; oft lokalisierter Befall; Entstehung de novo (primär) oder durch Übergang aus einem anderen Lymphom (sekundär).

Lokalisation:	Lymphknoten, Milz, Thymus; 40% extranodal (z. B. Magen-Darm-Trakt, ZNS, Knochen, Weichteile); 50% Stadium I oder II.
Verlauf:	Aggressiv, jedoch potentiell heilbar.
Zelluläre Herkunft:	Periphere B-Zelle unterschiedlicher Differenzierung und Aktivierung.

Primäres mediastinales, großzelliges B-Zell-Lymphom

Morphologie:	Große Zellen, die meist Zentroblasten und großen Zentrozyten, weniger oft Immunoblasten ähneln; blasses bis basophiles Zytoplasma; verstreut Reed-Sternberg-ähnliche Zellen; oft diffuse Sklerose.
Phänotyp:	sIg–/+, <u>Pan B+ (besonders CD20, CD79a)</u>, CD45+/–, CD15–, CD30–/+ (schwach).
Genetik:	Klonale Umlagerung der IgH- und IgL-Gene; IgH-Mutationen.
Klinische Daten:	Mittleres Alter 4. Dekade; m < w; erste Symptomatik oft obere Einflußstauung durch das lokal invasive Lymphom.
Lokalisation:	Thymus/vorderes Mediastinum; Rezidive oft extranodal (Leber, Magen-Darm-Trakt, Nieren, Ovarien, ZNS).
Verlauf:	Aggressiv, potentiell heilbar (40–60%).
Zelluläre Herkunft:	Periphere B-Zelle, möglicherweise vom Thymusmark ausgehend.

Burkitt-Lymphom

Morphologie:	Monomorphe mittelgroße Zelle; runder Nukleus; zahlreiche Nukleolen; schmales bis mäßg breites basophiles Zytoplasma; «kohäsives» Wachstum; sehr große Wachstumsfraktion; Sternenhimmelbild durch breit- und hellzytoplasmatische Makrophagen mit phagozytierten apoptotischen Tumorzellen.
Phänotyp:	sIgM+, <u>Pan B+</u>, CD5–, **<u>CD10+ (stark),</u>** <u>BCL-6+</u>, **BCL-2–,** CD23–.
Genetik:	Klonale Umlagerung der IgH- und IgL-Gene; IgH-Mutationen; t(8;14) und Varianten t(2;8) und t(8;22); rearrangiertes c-myc-Gen. EBV-Infektion der Tumorzellen in 95% der endemischen Fälle, in 15–20% der sporadischen Fälle und in 30–40% der HIV-positiven Fälle.
Klinische Daten:	Kinder > Erwachsener (letztere oft betroffen bei Immunsuppression); gelegentlich leukämisch; schnellwachsend.
Lokalisation:	Extranodal (Ileum, Zäkum, Nieren, Gonaden, Gesichtsknochen, Brust), Lymphknoten, Knochenmark, Blut (L3-Typ der akuten lymphoblastischen Leukämie).

Verlauf:	Hochgradig aggressiv; potentiell heilbar; Prognose vom Ausmaß der Krankheit abhängig.
Zelluläre Herkunft:	Periphere B-Zelle, die Keimzentrumsblasten nahesteht.

Hochmalignes B-Zell-Lymphom, Burkitt-like (vorläufig)

Morphologie:	Zellgröße und Kernmorphologie zwischen typischem Burkitt-Lymphom und typischem großzelligem B-Zell-Lymphom; große Wachstumsfraktion; Sternenhimmelbild +/–; vermutlich keine einheitliche Krankheitsentität.
Phänotyp:	sIg+/– (IgM oder IgG), cIg–/+, <u>Pan B+</u>, CD5–, CD10–/+.
Genetik:	IgH- und IgL-Gene rearrangiert; Rearrangement von c-myc selten; in 30% der Fälle Umlagerung des bcl-2-Gens.
Klinische Daten:	Erwachsene > Kinder; +/– Immunsuppression.
Lokalisation:	Nodal oder extranodal.
Verlauf:	Hochgradig aggressiv; potentiell heilbar.
Zelluläre Herkunft:	Periphere B-Zellen unbekannter Differenzierung.

T-Zell- und NK-Zell-Neoplasien

T-Lymphoblastische(s) Lymphom/Leukämie

Morphologie:	Mittelgroße Zelle; runder oder «convoluted» Nukleus; feines Chromatin; unauffälliger Nukleolus; kaum Zytoplasma; große Wachstumsfraktion; nicht unterscheidbar von dem/der B-Lymphoblastischen Lymphom/Leukämie.
Phänotyp:	**TdT+**, <u>CD7+</u>, CD3+/–, variable Expression anderer Pan-T-Antigene, CD1a+/–, oft CD4 und CD8 doppeltpositiv oder doppeltnegativ, Ig–, Pan B–.
Genetik:	Variables Rearrangement der TCR-Gene; IgH-Gen-Rearrangement–/+; viele Fälle weisen Anomalien des Chromosoms 14q11–14 oder 7q35 auf.
Klinische Daten:	Stellt 40% der Lymphome im Kindesalter und 15% der akuten lymphoblastischen Leukämien dar; m > w; Jugendliche und junge Erwachsene; selten ältere Erwachsene; Manifestation oft als schnelles Tumorwachstum, z.B. im Mediastinum und/oder peripheren Lymphknoten.
Lokalisation:	Thymus, Lymphknoten, Knochenmark, Blut, Gonaden, ZNS.
Verlauf:	Hochgradig aggressiv; potentiell heilbar.
Zelluläre Herkunft:	Vorläufer-T-Zelle: Prothymozyt, früher Thymozyt, *common* Thymozyt.

Chronisch-lymphatische T-Zell-Leukämie/Prolymphozytische Leukämie

Morphologie: Kleine Lymphozyten oder Prolymphozyten (prominenter Nukleolus, runder oder unregelmäßiger Nukleus, mäßig breites basophiles Zytoplasma) ohne Azurgranula; Lymphknoten: diffuse Infiltration durch kleine Lymphozyten, oft in Verbindung mit einer Vermehrung von hohen und endothelialen Venolen; keine Pseudofollikel.

Phänotyp: TdT–, Pan T+ (CD2, CD3, CD5, CD7), CD25–, CD4 + CD8– > CD4 + CD8 + > CD4– CD8–.

Genetik: Klonale Umlagerung der TCR-Gene; 75 % weisen inv 14 (q11; q32) auf.

Klinische Daten: Stellt 1 % der chronischen lymphatischen Leukämie und 20 % der prolymphozytischen Leukämie dar; Erwachsene.

Lokalisation: Blut, Knochenmark, Milz; seltener Lymphknoten, Leber, Haut.

Verlauf: Aggressiver als die chronische lymphatische B-Zell-Leukämie; im allgemeinen nicht heilbar.

Zelluläre Herkunft: Zirkulierende periphere T-Zelle.

Lymphatische Leukämie vom azurgranulierten Typ; T-Zell-Subtyp

Morphologie: Peripheres Blut: Lymphozyten mit reichlich blaßblauem Zytoplasma, azurophile Granula, exzentrischer Nukleus mit mittelstark kondensiertem Chromatin, selten Nukleolen;
Knochenmark: leichte bis mittlere Lymphozytose; fokale lymphoide Aggregate; myeloider Reifungsstillstand; erythroide Hypoplasie.

Phänotyp: TdT–, PanT+ (CD2+, CD3+, CD5+/–, CD7–), TCR+, CD4–, CD8+, CD16+, CD56–, CD57+, CD25–.

Genotyp: In den meisten Fällen liegt ein klonales Rearrangement der TCR-Gene vor.

Klinische Daten: Leichte bis mittlere Lymphozytose (20000/m^3); im allgemeinen nicht progredient; häufig Neutropenie und Anämie; mittlere Splenomegalie ohne Lymphadenopathie oder signifikante Hepatomegalie.

Verlauf: Im allgemeinen indolent mit einer Zytopenie-bezogenen Morbidität, keine Lymphproliferation; in seltenen Fällen entwickelt sich ein aggressiver Verlauf.

Zelluläre Herkunft: CD8+-T-Lymphozyt des peripheren Bluts ohne NK-Zell-Funktion.

Großzellige azurgranulierte Lymphozyten-Leukämie; NK-Zell-Typ

Morphologie:	Peripheres Blut: Vermehrung von Lymphozyten mit blaßblauem und azurgranuliertem Zytoplasma, stärkerer, exzentrischer Nukleus mit mittelstark kondensiertem Chromatin.
Phänotyp:	TdT–, CD2+, CD3–, TCR–, CD4–, VD8+/–, CD16+/–, CD56+/–, CD57+/–, CD25–.
Genetik:	TCR- und Ig-Gen in Keimbahnkonfiguration.
Klinische Daten:	Leichte Lymphozytose; im allgemeinen nicht progredient; gelegentlich Neutropenie ohne Anämie; keine Splenomegalie oder Hepatomegalie; das Knochenmark weist eine mittelstarke Lymphozytose auf.
Verlauf:	In den meisten Fällen minimale Morbidität. Es wurde eine aggressive Form beschrieben: sie kann sich als Leukämie oder Lymphom manifestieren; gewöhnlich mit EBV assoziiert; häufiger in Japan und in asiatischen Ländern; stärkere zytologische Atypien als bei der indolenten Form.
Zelluläre Herkunft:	NK-Zelle.

Mycosis Fungoides/Sézary-Syndrom

Morphologie:	Kleine und große Zellen mit zerebriformem Nukleus; Infiltration der Haut mit Epidermotropie; die Lymphknoten zeigen häufig eine dermatopathische Reaktion, können jedoch auch von Lymphom befallen sein.
Phänotyp:	TdT–, Pan T+ /CD2+, CD3+, CD5+, CD7–/+), in den meisten Fällen CD4 + CD8–, CD25–/+.
Genetik:	Klonale Umlagerung der TCR-Gene.
Klinische Daten:	Erwachsene; zahlreiche Hautplaques oder Noduli, gelegentlich generalisierte Erythrodermie; Lymphadenopathie im allgemeinen in der Spätphase.
Lokalisation:	Haut, peripheres Blut, Lymphknoten.
Verlauf:	Indolent; kann sich in eine hochgradig maligne Form umwandeln mit den Merkmalen eines anaplastischen großzelligen Lymphoms.
Zelluläre Herkunft:	Periphere epidermotrope CD4+ T-Zelle; selten CD8+ T-Zelle.

Peripheres T-Zell-Lymphom, unspezifiziert

Morphologie:	Variable Zytologie: atypische kleine, mittelgroße und/oder große Zellen (meist gemischt); runde oder unregelmäßige Kerne;

selten Reed-Sternberg-artige Zellen; variable Beimischung von Eosinophilen, Plasmazellen und Epitheloidzellen; Wachstumsmuster: diffus oder interfollikulär; in einigen Fällen finden sich zusätzlich ausgeprägte kleinherdige Cluster von Epitheloidzellen; dieses Erscheinungsbild ist als lymphoepitheloides/Lennert-Lymphom bekannt und stellt wahrscheinlich eine Variante des peripheren unspezifischen T-Zell-Lymphoms und keine echte eigene Entität dar.

Phänotyp: TdT–, Pan T variabel (CD2+/–, CD3+/–, CD5+/–, CD7–/+); in den meisten Fällen CD4+, einige Fälle von CD8+, einige Fälle von CD4– CD8–.

Genetik: Klonale Umlagerung der TCR-Gene.

Klinische Daten: Heterogene Entität; Erwachsene; lokalisierte oder häufiger generalisierte nodale/extranodale Manifestation; gelegentlich Eosinophilie, Pruritus.

Lokalisation: Lymphknoten, Haut, Subkutis, Milz, Viszera.

Verlauf: Variabel, im allgemeinen aggressiv; potentiell heilbar; Rezidive häufiger als bei entsprechenden B-Zell-Lymphomen.

Zelluläre Herkunft: Periphere T-Zellen unterschiedlicher Aktivierung.

Subkutanes pannikulitisches T-Zell-Lymphom (vorläufig)

Morphologie: Vorwiegend auf Subkutis beschränkt; Infiltration der Septen und Fettlobuli durch atypische lymphoide Zellen (oft klein bis mittelgroß, manchmal groß); Karyorrhexis oft prominent.

Phänotyp: Pan T+ (mit unterschiedlichem Verlust an Pan-T-Markern), CD3+/–, CD8–/+.

Genetik: Klonale Umlagerung der TCR-Gene; EBV+.

Klinische Daten: Erwachsene; m = w; tiefe Hautnoduli, die eine oder viele Stellen befallen; in einigen Fällen langjährige Hautläsionen vor der Lymphommanifestation; übliche Komplikation; hämophagozytisches Syndrom.

Lokalisation: Subkutanes Gewebe (besonders Extremitäten).

Verlauf: Erkrankung oft auf subkutanes Gewebe beschränkt; bei vielen Patienten Komplikation in Form eines hämophagozytischen Syndroms.

Zelluläre Herkunft: Periphere T-Zellen unbekannter Differenzierung.

Hepatosplenisches γ-δ-T-Zell-Lymphom (vorläufig)

Morphologie: Monotone mittelgroße Zellen mit runden Kernen, mittelstark kondensiertes, jedoch feines Chromatin, unauffällige Nukleo-

Phänotyp:	len und mäßig breites blasses Zytoplasma; infiltriert typischerweise die Sinus von Leber, Milz und manchmal Knochenmark. CD2+, <u>CD3+</u>, <u>TCR-γδ+</u>, <u>RCR-αβ−</u>, CD5−, CD7+, CD4−, CD8−/+, CD56+/−, CD25−.
Genetik:	Klonale Umlagerung der TCR-γ-Gene und TCR-ß-Gene.
Klinische Daten:	Junge Erwachsene und Jugendliche; m > w; ausgeprägte Splenomegalie und Hepatomegalie.
Lokalisation:	Milz, Leber, Knochenmark.
Verlauf:	Aggressiv; im allgemeinen rezidivierend trotz anfänglicher Reaktion auf die Chemotherapie.
Zelluläre Herkunft:	γ-δ-T-Lymphozyt der Milz.

Angioimmunoblastisches T-Zell-Lymphom

Morphologie:	Architektur: zerstört; Sinus oft klaffend; Vermehrung sich verzweigender Venolen mit hyalinisierten Wänden; unscharf begrenzte, meist ausgedehnte Proliferationen von follikulären dendritischen Zellen («ausgebrannte» Follikel); Zytologie: kleine, mittelgroße bis große (immunoblastische) lympathische Zellen, z. T. mit klarem Zytoplasma, einzeln oder in Clustern auftretend; Beimischung von Plasmazellen, Eosinophilen, Histiozyten.
Phänotyp:	TdT−, <u>Pan T+</u> (oft mit unterschiedlichem Verlust einiger Pan T-Antigene), gewöhnlich CD4+, <u>ausgedehnte follikuläre dendritische Zellcluster</u> um die proliferierten Venolen.
Genetik:	Klonale Umlagerung der TCR-Gene in 75%, der IgH-Gene in 10% der Fälle; oft EBV-Infektion von neoplastischen und/oder reaktiven B-Zellen.
Klinische Daten:	Erwachsene; generalisierte Lymphadenopathie; Fieber; Hypergammaglobulinämie; Hautausschlag.
Lokalisation:	Lymphknoten; Knochenmark; Haut.
Verlauf:	Mäßig aggressiv; gelegentlich spontane Remission; vorübergehende Regression auf Steroide; Progredienz zu einem großzelligen T-Zell-Lymphom oder (seltener) zu einem großzelligen B-Zell-Lymphom.
Zelluläre Herkunft:	Periphere T-Zelle unbekannter Differenzierung in verschiedenen Stadien der Aktivierung.

Angiozentrisches Lymphom

Morphologie:	Angiozentrisch; Angioinvasion; Nekrose von Tumor- und normalem Gewebe; polymorphes Infiltrat und pleomorphe

	lympathische Zellen; gelegentlich Erythrophagozytose durch benigne Histiozyten.
Phänotyp:	TdT–, <u>CD2+</u>, CD5–/+, CD7–/+, <u>CD3–/+</u>, u. U. CD4+ oder CD8+, **CD56+/–**.
Genetik:	In der Mehrzahl keine Umlagerung der TCR- oder Ig-Gene; oft EBV+.
	(Kürzlich konnte nachgewiesen werden, daß zumindest bei einigen Fällen von pulmonaler lymphomatoider Granulomatose/«angiozentrischem Lymphom» keine T-Zell-, sondern eine B-Zell-Proliferation vorlag, wobei die EBV-Infektion auf die großen B-Zellen beschränkt war.)
Klinische Daten:	Selten, jede Altersgruppe.
Lokalisation:	Extranodal: Nase (maligne Mittellinienretikulose, letales Mittelliniengranulom, polymorphe Retikulose, T-Zell-Lymphom der Nase), Haut (lymphomatoide Vaskulitis), ZNS, Lunge (lymphomatoide Granulomatose, Differentialdiagnose EBV-induzierte B-Zell-Proliferationen).
Verlauf:	Indolent oder aggressiv; hämophagozytisches Syndrom möglich.
Zelluläre Herkunft:	T-Zelle unbekannter Differenzierung in unterschiedlichen Stadien der Aktivierung? NK-Zelle?

Intestinales T-Zell-Lymphom (mit oder ohne Enteropathie)

Morphologie:	Kleine, mittelgroße bis große oder anaplastisch-großzellige Tumorzellen; hoher Gehalt an intraepithelialen T-Zellen in angrenzender Mukosa; +/– Zottenatrophie in der angrenzenden Mukosa; Ulzera; reaktive Histiozyten.
Phänotyp:	TdT–, **CD3+, CD7+,** CD4–, CD8+/–, <u>CD103+ (MLA; nachweisbar durch die monoklonalen Antikörper</u> HML-1, Ber-ACT8 oder B-ly7).
Genetik:	Klonale Umlagerung der TCR-Gene.
Klinische Daten:	Erwachsene; +/– Malabsorption; begleitet von abdominalen Schmerzen; zahlreiche jejunale Ulzera; Darmperforation.
Lokalisation:	Dünndarm (Jejunum), selten im Magen oder Kolon.
Verlauf:	Aggressiv; oft nicht heilbar.
Zelluläre Herkunft:	Intraepitheliale T-Zellen des Darms.

Adulte(s) T-Zell-Lymphom/-Leukämie

Morphologie:	Variabel; im allgemeinen Mischung aus kleinen und großen atypischen Zellen; mehrfach gelappte Kerne; Reed-Sternberg-

	ähnliche Zellen in einigen Fällen; «Blumen»- oder «Kleeblatt»-Zellen im Blut.
Phänotyp:	TdT–, variabel Pan T+ (CD2+, CD3+, CD5+, CD7–), CD4+, CD8–, CD25+.
Genetik:	TCR-Gene rearrangiert; klonal integriertes HTLV1.
Klinische Daten:	Endemisch im Südwesten Japans, in der Karibik und im Südosten der USA; Erwachsene; Hyperkalzämie; lytische Knochenschäden.
Lokalisation:	Generalisiert (immer Stadium IV); Lymphknoten, Haut, Leber, Milz, peripheres Blut, ZNS.
Verlauf:	Sehr aggressiv; akuter Subtyp und lymphomatöser Subtyp; mittlere Überlebensdauer < 1 Jahr; indolent: chronischer Subtyp und schwelender (smoldering) Subtyp (selten); im allgemeinen mit verfügbarer Therapie nicht heilbar.
Zelluläre Herkunft:	Unterschiedlich aktivierte Subpopulation der peripheren CD4+ T-Zellen mit Suppressorfunktion.

Anaplastisches großzelliges Lymphom; T- und Null-Zell-Typen

Morphologie:	Anaplastische große blastische Zellen; pleomorph, Kerne oft hufeisenförmig; oft Mehrkernigkeit; einzelne prominente oder multiple weniger prominente Nukleolen; meist breites Zytoplasma; Reed-Sternberg-artige Zellen; perifolliculäres Wachstum und Infiltration der Sinus; unterschiedliche Beimischung von Granulozyten und Makrophagen. Lymphohistiozytische Variante: ausgeprägte Vermehrung monotoner benigner Histiozyten, so daß die Tumorzellen nur einen kleinen Prozentsatz der Gesamtinfiltratzellen ausmachen. Kleinzellige Variante des CD30+ T-Zell-Lymphoms: Vorherrschen kleiner lymphoider Zellen mit unregelmäßigen Nuklei (CD30–); nur verstreut große Zellen (CD30+); t(2;5) Translokation nachweisbar; die genaue Beziehung zum klassischen anaplastischen großzelligen Lymphom ist noch abzuklären.
Phänotyp:	TdT–, **CD30+**, EMA+/–, CD3+/–, CD45+/–, CD25+/–, CD15–/+, CD68–, Lysozym–, BNH9+/–, Perforin + ALK1+/–; Primär kutane Form: EMA-, kutanes Lymphozytenantigen + (HECA-452), Perforin+, ALK1–.

Genetik:	Vorkommen der t(2;5) (nachweisbar durch ALK1-Positivität) bei 50 % der systematischen Form, negativ bei der primär kutanen Form. Klonale Umlagerung der TCR-Gene.
Klinische Daten:	Primär (de novo) oder sekundär (hervorgegangen aus einem anderen Lymphom wie z. B. Mycosis fungoides, Hodgkinsche Krankheit usw.).
	Primärer Typ:
	1. Systematische Form – befällt Lymphknoten oder extranodale Lokalisationen (einschließlich, jedoch nicht ausschließlich Haut); bimodale Altersverteilung (Kinder und Erwachsene).
	2. Kutane Form – Befall auf die Haut beschränkt; im allgemeinen Erwachsene.
Lokalisation:	Lymphknoten, extranodal (Haut, Weichteile, Knochen usw.).
Verlauf:	Systemische Form: mäßig aggressiv, jedoch potentiell heilbar; ähnlich wie andere großzellige Lymphome;
	kutane Form: spontane Regression möglich; indolent.
Zelluläre Herkunft:	Aktivierte cytotoxische T-Zelle.

Anaplastisches großzelliges Lymphom, Hodgkin-like (vorläufig)

Morphologie:	Dieser Tumor weist sowohl Merkmale eines anaplastischen großzelligen Lymphoms, z. B. kohäsive Tumorzellcluster, sinusoidale Ausbreitung, große Zellen mit hufeisenartigen Kernen, als auch der Hodgkinschen Krankheit auf, z. B. noduläre Sklerose mit Tumornoduli, Hodgkin- und Reed-Sternberg-Zellen.
Phänotyp:	Identisch mit anaplastischem großzelligem Lymphom; **CD30+**, EMA+/–, CD45+/–, CD15–/+, B-Zell-Marker–/+, BNH9+/–, ALK1–.
Genetik:	Unbekannt; selten EBV-Infektion der Tumorzellen.
Klinische Daten:	Junge Erwachsene; nodal; oft Befall des Mediastinums; häufig «bulky disease».
Verlauf:	Aggressiv; gutes Ansprechen auf aggressive, bei hochmalignen Non Hodgkin Lymphomen eingesetzte Therapie-Schemata.
Zelluläre Herkunft:	Unbekannt; aktivierte lymphatische Zelle?

Hodgkinsche Krankheit

Lymphozyten-prädominanter Typ

Morphologie: Lymphozytische und histiozytische (L&H-) Tumorzellen mit «Popcorn»-Nuklei und zahlreichen kleinen Nukleolen; im allgemeinen keine klassischen Reed-Sternberg-Zellen; monotoner Lymphozytenhintergrund; bisweilen Epitheloidzellcluster, gelegentlich Sklerose;
Wachstumsmuster: nodulär mit oder ohne diffuse Anteile, selten rein diffus; Nodularität meist durch progressive Transformation von Keimzentren bedingt.

Phänotyp: CD45+, Pan B+, **CD20**, CDw75+, EMA+/–, CD15–, CD30–/+, **J-Kette+**; großes follikuläres dendritisches Zellnetzwerk, das in erster Linie B-Lymphozyten enthält; zahlreiche CD57+ Lymphozyten um die L&H-Zellen.

Genetik: Klonale Umlagerung der Ig-Gene der L & H-Zellen, IgH-Mutationen; EBV–.

Klinische Daten: m > w; Erwachsene oder Kinder.

Lokalisation: Gewöhnlich nodal lokalisiert; selten disseminiert (Milz, Knochenmark).

Verlauf: Günstige Prognose in lokalisierten Fällen; im allgemeinen späte Rezidive; in einigen Fällen Progredienz zu einem großzelligen B-Zell-Lymphom.

Zelluläre Herkunft: Keimzentrumsblast.

Nodulär-sklerosierender Typ

Morphologie: Klassische Reed-Sternberg-Zellen und Lakunarzellen; noduläres Wachstumsmuster; noduläre bandförmige Sklerose in den meisten Fällen; Beimischung von Lymphozyten, Histiozyten, Granulozyten, Plasmazellen.
Subklassifikation: NS I und NS II; lymphozytenarm, synzytial, zelluläre Phase.

Phänotyp: CD30+, CD15+/–, CD45– (kann in Gefrierschnitten positiv sein), 60% der Fälle Pan B– und Pan T–; CD20+ Fälle oder TCR/CD3+ Fälle zeigen typischerweise eine inkomplette und unterschiedlich intensive Anfärbung der Tumorzellen); EMA–.

Genetik: Klonale Umlagerung der Ig-Gene der Reed-Sternberg-Zellen, IgH-Mutationen; EBV-Infektion der Tumorzellen in 40% der Fälle.

Klinische Daten:	w ≥ m; Jugendliche/junge Erwachsene; häufiger bei Individuen mit einem höheren sozioökonomischen Status; häufig Befall des Mediastinums.
Lokalisation:	Lymphknoten, Mediastinum (Thymus), Milz, Leber, Knochenmark.
Verlauf:	Mäßig aggressiv; oft heilbar; Krankheitsstadium und Tumormasse prognostisch wichtig.
Zelluläre Herkunft:	Späte (Keimzentrums- oder Postkeimzentrums-B-Zelle).

Mischtyp

Morphologie:	Klassische Reed-Sternberg-Zellen; massive Beimischung von Lymphozyten, Histiozyten, Eosinophilen, Neutrophilen, Plasmazellen; feine interstitielle Fibrose.
Phänotyp:	CD30+, CD15+/–, CD45– (kann in Gefrierschnitten positiv sein), 60% der Fälle Pan B– und Pan T–, CD20-positive Fälle zeigen typischerweise eine in der Färbeintensität heterogene und unkomplette Expression, EMA–.
Genetik:	Klonale Umlagerung der Ig-Gene der Reed-Sternberg-Zellen, IgH-Mutationen; häufig EBV-Infektion der Tumorzellen (60–70%).
Klinische Daten:	Erwachsene; m > w.
Lokalisation:	Lymphknoten, Milz, Leber, Knochenmark; oft fortgeschrittenes Stadium.
Verlauf:	Mäßig aggressiv; oft heilbar.
Zelluläre Herkunft:	Späte (Keimzentrums- oder Postkeimzentrums-B-Zelle).

Lymphozytenarmer Typ

Morphologie:	Reed-Sternberg-Zellen und bizarre Zellen beherrschen das Bild; diffuse Fibrose; Nekroseherde häufig; sarkomatöse Form («Hodgkin-Sarkom»); schwer vom anaplastischen großzelligen Lymphom zu unterscheiden.
Phänotyp:	CD30+, CD15+/–, 50–70% der Fälle CD45–, Pan B–, Pan T–, EMA–.
Genetik:	Nicht untersucht.
Klinische Daten:	Ältere Erwachsene; HIV+-Patienten; unterentwickelte Länder.
Lokalisation:	Leber, abdominale Lymphknoten, Milz, Knochenmark; selten periphere Lymphknoten; fortgeschrittenes Stadium.

Verlauf:	Aggressiv; möglicherweise heilbar.
Zelluläre Herkunft:	Späte (Keimzentrums- oder Postkeimzentrums-B-Zelle).

Lymphozytenreicher klassischer Typ (vorläufig)

Morphologie:	Diffuses Wachstumsmuster; meist wenige Reed-Sternberg-Zellen; der zelluläre Hintergrund besteht aus Lymphozyten, nicht selten erhebliche Beimischung auch von Epitheloidzellen; früher im allgemeinen als «Hodgkinsche Krankheit mit lymphozytärer Prädominanz» klassifiziert.
Phänotyp:	CD30+, CD15+/–, CD45–, im allgemeinen Pan B– und Pan T–, EMA–.
Genetik:	Nicht untersucht.
Klinische Daten:	Ähnlich der Hodgkinschen Krankheit vom Mischtyp.
Zelluläre Herkunft:	Späte (Keimzentrums- oder Postkeimzentrums-B-Zelle).

Zusammenfassung

Wegen der Anwendung zweier grundverschiedener Lymphomklassifikationen in Amerika (Working Formulation) und Europa (Kiel-Klassifikation) lassen sich sowohl grundlagenwissenschaftliche als auch klinische Lymphomstudien von diesseits und jenseits des Atlantiks nur sehr mühsam oder gar nicht miteinander vergleichen. Außerdem entsprechen beide genannten Ordnungsschemata nicht dem gegenwärtigen wissenschaftlichen Erkenntnisstand. Um diesen unhaltbaren Zustand zu überwinden, haben sich 19 Hämatopathologen aus der alten und neuen Welt zusammengetan und, ausgehend von den bisherigen Ordnungsschemata und unter Berücksichtigung aller verfügbaren Forschungsergebnisse, eine neue Lymphomklassifikation, die Revised European American Lymphoma Classification, kurz R.E.A.L.-Klassifikation, erarbeitet. Der R.E.A.L.-Klassifikation liegt das Prinzip zugrunde, nur biologische, d. h. echte Krankheitsentitäten zu definieren. Diese werden in drei Hauptlymphomgruppen zusammengefaßt: Neoplasien der B-Zellen, Neoplasien der T-Zellen sowie Hodgkin-Lymphome. Ferner wird unterschieden zwischen etablierten und vorläufigen Lymphomentitäten. Die R.E.A.L.-Klassifikation wurde so aufgebaut, daß sie entsprechend dem wissenschaftlichen Fortschritt jederzeit aktualisiert werden kann.

Literatur

1 Harris NL, Jaffe ES, Stein H, Banks PM, Chan JKC, Cleary ML, Delsol G, De Wolf-Peeters C, Falini B, Gatter KC, Grogan TM, Isaacson PG, Knowles DM, Mason DY, Müller-Hermelink H-K, Pileri SA, Piris MA, Ralfkiaer E, Warnke RA: A Revised European-American Classification of Lymphoid Neoplasms: A Proposal from the International Lymphoma Study Group. Blood 1994;84:1361–1392.
2 Stein H: Lymphatisches System; in Blümcke S (Hrsg.): Pathologie. Berlin, Walter de Gruyter, 1995, S. 959–1007.
3 Stein H: Anagnostopoulus I, Dallenback F, Foss HD: Non-Hodgkin-Lymphome. Der lange Weg zu einer weltweit einheitlichen Klassifikation. Onkologe 1997; 3:488–497.

Prof. Dr. Harald Stein, Institut für Pathologie, Universitätsklinikum Benjamin Franklin,
Freie Universität Berlin, Hindenburgdamm 30, D-12200 Berlin (Deutschland)

Klinische Relevanz zytogenetischer und molekularbiologischer Befunde bei Non-Hodgkin-Lymphomen

Christa Fonatsch, Harald Rieder, Claudia Schoch

Institut für Medizinische Biologie der
Universität Wien, Österreich

Spezifische klonale Chromosomenanomalien sind bei malignen Lymphomen mit histologischen und immunologischen Merkmalen verknüpft, aber auch mit dem Krankheitsverlauf, also dem Verhalten des Lymphoms – der zytogenetische Befund ist somit von prognostischer Bedeutung. Zusätzlich macht die Zytogenetik die Entdeckung von Onkogenen und anderen Genen möglich, die mit der Pathogenese von malignen Lymphomen assoziiert sind. Ein malignes Lymphom, nämlich das Burkitt-Lymphom, war eine der ersten malignen Erkrankungen, bei der der enge Zusammenhang zwischen einer spezifischen Chromosomenveränderung und einem molekulargenetischen Ereignis nachgewiesen werden konnte. Es zeigte sich, daß in einer der Chromosomenregionen, die beim Burkitt-Lymphom in Translokationen involviert sind, ein Protoonkogen lokalisiert ist, das durch die Verlagerung an transkriptionell aktive Differenzierungsgene aktiviert wird. Dieses Prinzip der Onkogenaktivierung über eine chromosomale Strukturveränderung – meist eine Translokation – ist bei einer Reihe von malignen Lymphomen anzutreffen. Die Aufdeckung neuer, spezifischer Chromosomenanomalien bei malignen Lymphomen ist auch aus diesem Grund so bedeutungsvoll.

Die Verständigung über die sehr heterogene Gruppe der Non-Hodgkin-Lymphome ist schwierig, da unterschiedliche Nomenklatursysteme existieren. Die meisten zytogenetischen Untersuchungen wurden an malignen Lymphomen vorgenommen, die nach der «working formulation» klassifiziert wurden, die auf histopathologischen Kriterien basiert und – im Gegensatz zur Kiel-Klassifikation – biologische Grundprinzipien unberücksichtigt läßt. Da die Entitäten der verschiedenen Nomenklatursysteme nicht übereinstimmen, ist ein Vergleich zwischen den Daten aus verschiedenen Untersuchungszentren und eine Korrelierung zytogenetischer und histopathologischer Befunde nur begrenzt möglich.

Tab. 1. Spezifische Chromosomenanomalien bei B-Zell-Non-Hodgkin-Lymphomen (NHL) und involvierte Gene

Chromosomen-anomalie	Involvierte Gene		Histologischer Typ
t(14;18) (q32;q21)	IGH	BCL2	cbcc
t(8;14) (q24;q32)	MYC	IGH	Burkitt-Lymphom,
t(8;22) (q24;q11)	MYC, PVT1	IGL	lymphoblastische Lymphome
t(2;8) (p12;q24)	IGK	MYC, PVT1	
t(11;14) (q13;q32)	PRAD1/CCND1 (BCL1)	IGH	Mantelzell-Lymphome
t(11;22) (q13;q11)		IGL	
t/del(11) (q13/14)			
t(3;14) (q27;q32)	BCL6	IGH	diffuse, meist großzellige
t(3;22) (q27;q11)	BCL6	IGL	Lymphome

Bisher liegen zytogenetische Daten von etwa 2000 Non-Hodgkin-Lymphomen vor. Klonale Chromosomenanomalien wurden bei 76–100 % der NHL nachgewiesen. Die Aberrationsrate liegt somit bei malignen Lymphomen höher als bei Leukämien, zudem sind die Karyotypveränderungen meist komplexer, betreffen also eine Vielzahl unterschiedlicher Chromosomen. Jedoch handelt es sich nicht um zufällige, sondern um spezifische Chromosomenanomalien.

Wir unterscheiden sogenannte primäre Chromosomenanomalien, die mit der Lymphomentstehung und dem histologischen Subtyp des Lymphoms assoziiert sind, und sekundäre Chromosomenanomalien, die eine Krankheitsaggravierung, eine histologische Transformation begleiten oder sogar bewirken. Beide Typen von Chromosomenveränderungen sind spezifisch und nicht zufällig und haben diagnostische und prognostische Aussagekraft.

Die wesentlichsten Typen von primären Chromosomenanomalien bei B-Zell-Lymphomen und die davon betroffenen Gene sind der Tabelle 1 zu entnehmen. Hier ist anzumerken, daß über den Nachweis ganz charakteristischer Translokationen putative Onkogene identifiziert werden konnten, die in den von der Translokation betroffenen Chromosomenbruchpunkten liegen. Bei B-Zell-Lymphomen spielen die Gene für Immunglobulinschwer- und -leichtketten eine besondere Rolle.

1. Eine Translokation zwischen den langen Armen der Chromosomen 14 und 18 wird bei etwa 55 % der Lymphome mit niedrigem Malignitätsgrad, aber nur bei etwa 18 % der Lymphome mit intermediärem bzw. hohem Malignitätsgrad beobachtet. Die Translokation t(14;18) gilt als besonders charakteristisch für follikuläre zentroblastisch-zentrozytische Lymphome, bei denen sie in bis zu 85 % der Fälle nachgewiesen wird. Durch diese Translokation wird ein Protoonkogen BCL2 von Chromosom 18 in

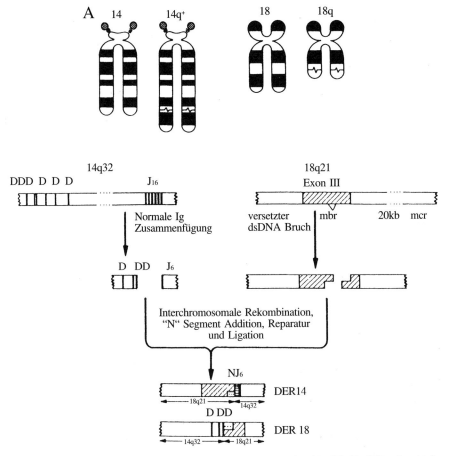

Abb. 1. Schematische Darstellung der Translokation t(14;18)(q32;q21). Nach Brüchen in der «major breakpoint region» (mbr) in 18q21 (diagonale Streifen) und zwischen D- und J-Sequenzen der Immunglobulinschwerketten-Gene (Ig) in 14q32 erfolgt eine interchromosomale Rekombination unter Einfügung von Nukleotiden («N»). mcr = Minor breakpoint region.

enge Nachbarschaft zu den Immunglobulinschwerketten-Genen auf Chromosom 14 gebracht (Abb. 1). Dies führt zur Fehlregulation der Expression des BCL2-Gens. Das BCL2-Gen ist insofern ungewöhnlich, da es nicht die Zellproliferation steuert, sondern den programmierten Zelltod blockiert. Es kodiert für ein Protein der inneren Mitochondrienmembran, dessen Fehlregulation zu einem verlängerten Überleben der B-Zelle führt, indem der programmierte Zelltod, die Apoptose, verhindert wird.

2. Beim Burkitt-Lymphom, aber auch bei anderen Non-Hodgkin-Lymphomen, meist vom mittleren bis hohen Malignitätsgrad, z.B. bei diffus großzelligen und lymphoblastischen B-Zell-Lymphomen, tritt eine Translokation auf, die den langen

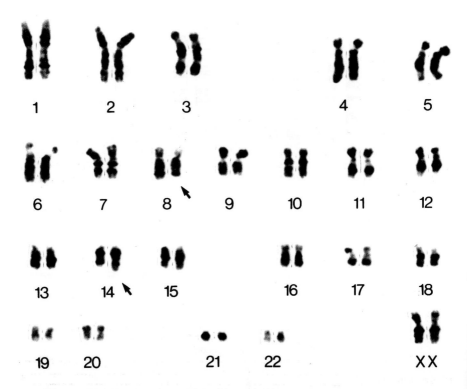

Abb. 2. Giemsa-Banden-Karyogramm einer Lymphknotenzelle einer Patientin mit Burkitt-Lymphom und Translokation t(8;14)(q24;q32).

Arm von Chromosom 8 betrifft (Abb. 2). In der Bande 8q24 ist das Onkogen c-myc lokalisiert, das einen Transkriptionsfaktor kodiert. In den als Translokationspartner fungierenden Chromosomenregionen in 14, 22 und 2 liegen die Gene für die Immunglobulinketten (Abb. 3). Durch die Vergesellschaftung des Onkogens c-myc mit den transkriptionsaktiven Immunglobulingenen wird c-myc zur Überexpression angeregt. Dies führt zu einem unkontrollierten Wachstum jener B-Zellen, die die Translokation tragen.

3. Mantelzell-Lymphome zeichnen sich durch Aberrationen im langen Arm von Chromosom 11 aus – meist eine Translokation mit dem langen Arm von Chromosom 14, der Region, in der die Immunglobulinschwerketten-Gene lokalisiert sind (14q32). Das in 11q13 lokalisierte putative BCL1-Gen wird durch diese Translokation dysreguliert; es kommt zur Expression eines Proteins, das bei der Regulation des Zellzyklus eine Rolle spielt – des Cyclins D1.

4. Bei einem spezifischen Subtyp von diffusen großzelligen B-Zell-Lymphomen werden Translokationen zwischen dem langen Arm von Chromosom 3 und wiederum den bereits bekannten Chromosomenregionen 14q32, 2p12 und 22q11 beobachtet, in

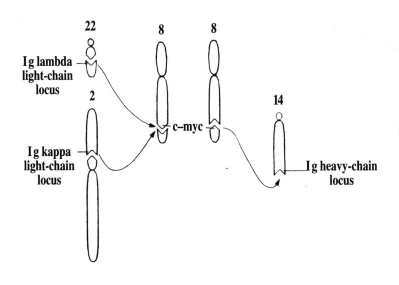
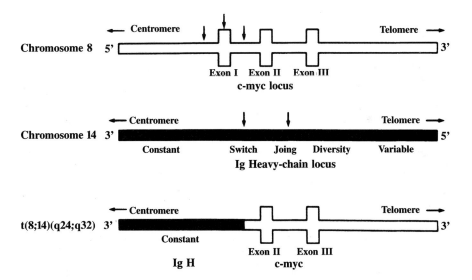

Abb. 3. Schematische Darstellung der für das Burkitt-Lymphom charakteristischen Translokationen zwischen 8q24 (c-myc) und 14q32 oder 22q11 oder 2p12.

Tab. 2. Spezifische Chromosomenanomalien bei T-Zell-Lymphomen/-Leukämien und involvierte Gene

Chromosomenanomalie	Involvierte Gene	
t(1;14) (p32–34;q11)	TAL1	TCRA/D
t(2;5) (p23;q35)	ALK	NPM
t(7;9) (q35–36;q34)	TCRB	TAN1
t(7;11) (q35–36;p13)	TCRB	RBTN2
t(8;14) (q24;q11)	MYC	TCRA/D
t(9;17) (q34;q23)	TAN1	?
t(10;14) (q24;q11)	HOX11	TCRD
t(11;14) (p13;q11)	RBTN2	TCR(A)/D
t(11;14) (p15;q11)	RBTN1	TCRD
inv(14) (q11;q32.1)	TCRA	?TCLI?

Tab. 3. Charakteristika von Genen, die bei T-Zell-Lymphomen/-Leukämien betroffen sind

TAL1	T-cell acute lymphocytic leukemia 1 hat DNA-Bindungsmotiv, kodiert Transkriptionsfaktor, wirkt an Regulation von Zellwachstum und -differenzierung mit
TAN1	menschliches Homolog zum «Notch»-Gen von Drosophila (Embryonalentwicklung)
RBTN1,2 (=Ttg1,2)	Rhombotin 1 und 2 (=T-cell translocation gene 1,2) kodiert Genprodukt mit Cystein-reicher Domäne, ist an Regulation der Transkription und der T-Zell-Differenzierung beteiligt
HOX11	Homöoboxgen kodiert Transkriptionsfaktor

denen die Immunglobulingene liegen. In jüngster Zeit wurde von drei Arbeitsgruppen in den USA und in Frankreich ein Kandidatengen, das in 3q27 lokalisiert ist, identifiziert und kloniert – das BCL6-Gen, ein putatives Onkogen.

Die 3q-Anomalien finden sich bei 7–12% aller B-Zell-Non-Hodgkin-Lymphome, sie gehen mit einer relativ guten Prognose einher, da die meisten Patienten auf aggressive Chemotherapie gut, nämlich mit einer kompletten Remission, ansprechen. Translokationen mit Bruchpunkt in 3q27 sind die dritthäufigsten Anomalien bei Non-Hodgkin-Lymphomen.

Ähnlich wie bei den B-Zell-Lymphomen, wo die Immunglobulingene in spezifische Translokationen involviert sind, treten bei T-Zell-Lymphomen häufig Translokationen, seltener Inversionen auf, die die T-Zell-Rezeptorgene betreffen. Die meisten

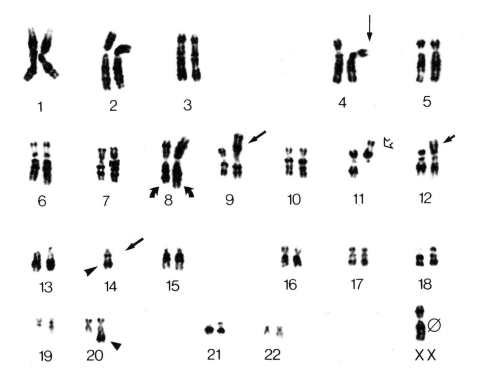

Abb. 4. Giemsa-Banden-Karyogramm einer Knochenmarkzelle einer Patientin mit hochmalignem T-Zell-Lymphom mit einer Inversion inv(14)(q11q32) und einer Translokation t(9;14)(p13;q11), zwei Isochromosomen der langen Arme von Chromosom 8 und mehreren, durch Pfeile angegebenen zusätzlichen strukturellen Chromosomenanomalien.

spezifischen Anomalien wurden in der Chromosomenbande 14q11 gefunden – hier sind die Gene für T-Zell-Rezeptor alpha und delta lokalisiert. Auch Translokationen von 7q35, der Chromosomenbande, in der das T-Zell-Rezeptor-beta-Gen sitzt, werden öfter beobachtet, seltener ist die Bandenregion 7p14-15 betroffen, die ein Cluster von T-Zell-Rezeptor-gamma-Genen beherbergt.

Eine Auflistung von spezifischen Chromosomenveränderungen bei T-Zell-Lymphomen/-Leukämien und der daran beteiligten Gene finden sich in Tabelle 2. Einige der Gene, die mit einem T-Zell-Rezeptor-Gen infolge einer Translokation rearrangiert werden, sind bereits kloniert und identifiziert, wie z. B. TAL1, ein Gen mit einem DNA-Bindungsmotiv, das bei der Regulation des Zellwachstums und der Zelldifferenzierung mitwirkt, oder die Gene Rhombotin 1 und 2 sowie HOX11, die an der Transkriptionsregulation und T-Zell-Differenzierung beteiligt sind (Tab. 3).

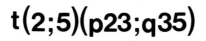

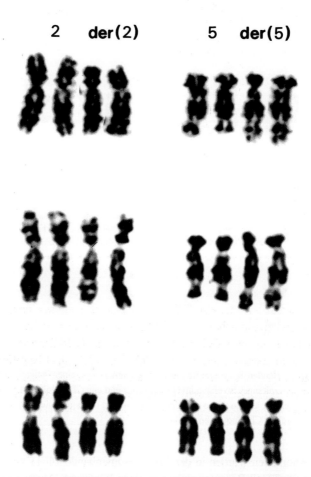

Abb. 5. Chromosomen 2 und 5 aus drei nahezu tetraploiden Zellen eines großzelligen anaplastischen Ki-1-Lymphoms. Neben je zwei normalen Chromosomen 2 und 5 (jeweils links in dem Chromosomenquartett) finden sich zwei Translokationschromosomen 2 – der (2) – mit verkürztem kurzem Arm sowie zwei Translokationschromosomen 5 – der (5) – mit verlängertem langem Arm.

Beispielhaft sei das Karyogramm aus Knochenmarkzellen einer Patientin mit hochmalignem T-Zell-Lymphom gezeigt, bei der beide Chromosomen 14 in der Bande q11 Rearrangements zeigten (Abb. 4). Als primäre Chromosomenanomalie dürfte die Inversion 14 anzusehen sein, später trat eine Translokation zwischen dem kurzen Arm eines Chromosoms 9 und der Bande q11 des zweiten Chromosoms 14 auf; daneben fanden sich Isochromosomen der langen Arme von Chromosom 8 und

Chromosomenanomalie	Krankheitscharakteristikum
1p32–36	KM-Infiltration
2p	Hautbefall
3q21–25	«bulky disease»
6q11–16	B-Symptomatik
6q22–24	KM-Involvierung
del(6)(q23),+11	Meningeninvolvierung
9	Lungeninfiltration
–11	KM-Infiltration
11q13/q21	Gastrointestinale Infiltration
13q21–24	«bulky disease»
14	Hautbefall, Milzinfiltration

KM = Knochenmark.

Tab. 4. Chromosomenanomalien und Krankheitscharakteristika bei NHL [nach 1]

weitere strukturelle und numerische Anomalien. Die beiden Isochromosomen 8q (bei Fehlen eines normalen Chromosoms 8, also dem Verlust beider kurzen Arme von Chromosom 8) wurden mittels Fluoreszenz-in-situ-Hybridisierung (FISH) verifiziert.

Die molekularen Mechanismen, die der Inversion 14 oder der Translokation 7;11 z. B. zugrunde liegen – in die also T-Zell (TCR)-Gene involviert sind, sind bereits weitgehend aufgeklärt. An nahezu allen diesen Aberrationen sind Gene beteiligt, die bei der Differenzierung der T-Zellen eine Rolle spielen. TCR-Gene sind von der für das Ki-1-Lymphom charakteristischen Translokation t(2;5) nicht betroffen (Abb. 5). Die Translokation t(2;5) wurde kürzlich kloniert – es zeigte sich, daß die Translokation zu einer Fusion des NPM-Gens auf Chromosom 5 mit einem Kinase-Gen ALK, das auf Chromosom 2 lokalisiert ist, führt und ein neues Fusionsprotein, p80, exprimiert wird [2].

Diese spezifische Translokation oder Varianten, die die Bande 5q35 betreffen, treten bei etwa 40% der Ki-1-positiven anaplastischen großzelligen Lymphome auf. Diese klinisch-pathologische Untergruppe ist durch die bizarre Morphologie der Lymphomzellen charakterisiert sowie die Expression des CD30-Antigens und meist T-Zell-Phäno- und -Genotyp.

Basierend auf Ergebnissen von verschiedenen Studien, die mehr als 1000 Patienten umfassen, kann eine Assoziation zwischen spezifischen Chromosomenanomalien und Krankheitscharakteristika erarbeitet werden. Einige dieser Daten sind statistisch signifikant, andere wieder wurden nicht von allen Untersuchern übereinstimmend nachgewiesen (Tab. 4).

Strukturanomalien im kurzen Arm von Chromosom 1 und im langen Arm von Chromosom 6 wurden häufig bei Patienten mit Knochenmarkbefall beobachtet, während z. B. eine Kombination eines Stückverlustes im langen Arm von Chromosom

Tab. 5. Korrelation zwischen Chromosomenanomalien und Überleben

Gute Prognose	Schlechte Prognose
+3[a]	1p32
dup(3p)[a]	1q21-23
	+2[a]
	+5[a]
	+6[a]
	6q
	+7
	7 abn.
	del(9)(q31/32)
	+12
	14q11
	17 abn.
	komplexe Anomalien

[a] Keine Übereinstimmung zwischen den Befunden verschiedener Autoren.

6 mit einer Trisomie 11 mit meningealem Befall assoziiert ist. Aberrationen sowohl im langen Arm von Chromosom 3 als auch von Chromosom 13 sind mit massigem Lymphombefall («bulky disease») verknüpft, Anomalien im kurzen Arm von Chromosom 2 und im langen Arm von Chromosom 14 korrelieren mit Hautinfiltration.

Eine Korrelierbarkeit besteht auch zwischen spezifischen Karyotypabweichungen und dem Überleben, z. B. überleben Patienten mit einem Bruch in 1p32 kürzer als Patienten ohne diese Aberration. Desgleichen sind Anomalien im kurzen und im langen Arm von Chromosom 17 mit kürzeren Überlebenszeiten assoziiert. (Tab. 5).

Die meisten menschlichen Krebserkrankungen entwickeln sich über die Akkumulation von mehreren, etwa 3–10 genetischen Defekten, die die Kontrolle des Zellwachstums betreffen. Bei malignen Lymphomen werden als primäre Chromosomenanomalien am häufigsten balancierte Translokationen beobachtet, als sekundäre Anomalien treten chromosomale Duplikationen, also Verdoppelungen, und seltener Deletionen, d.h. Chromosomenstückverluste, auf. Als Beispiel möchte ich die Pathogenese des Burkitt-Lymphoms anführen (Abb. 6): Ein proliferativer Anreiz (z.B. EBV- oder Antigenstimulus) führt zur Expansion von Zellen, die Immunglobulingene rearrangieren (entweder über VDJ-Verknüpfung oder über Immunglobulinketten-Klassenwechsel). Die gesteigerte Proliferation der rearrangierenden Zellen ist mit einer erhöhten Wahrscheinlichkeit zur Entstehung einer Translokation zwischen einem Immunglobulingen und dem Onkogen c-myc verbunden. Wenn eine Translokation auftritt, wird c-myc dereguliert, und da die B-Zell-Proliferation von c-myc kontrolliert wird, führt die kontinuierlich hohe c-myc-Expression zu ungebremstem Wachstum von B-Zellen, die die Translokation tragen.

```
                    PATHOGENESE DES BURKITT-LYMPHOMS

                    Stimulation der Proliferation von B-(Vorläufer-)Zellen
                                    (EBV, Antigene)
                                           ↓
                    Expansion von Zellen, die Ig-Gene rearrangieren
                    (VDJ-Verknüpfung, Ig-Schwerketten-Klassenwechsel)
                                           ↓
Irreversibler Start           Translokation t(8;14) und Varianten
der Lymphomgenese                (primäre Chromosomenanomalie),
                              Rearrangement von c-myc- und Ig-Genen
                                           ↓
                              Aktivierung der c-myc-Expression
                                           ↓
                              gesteigerte B-Zell-Proliferation
                                           ↓
Ausbruch des Vollbildes       Zusätzliche (zyto)genetische Veränderungen
des Lymphoms,                    (sekundäre Chromosomenanomalien),
Aggravierung des              z. B. Verlust (Deletion) von 17p→p53-LOH?
Krankheitsverlaufes                  Zugewinne von 13q→?
```

Abb. 6

Im Burkitt-Lymphom ist also die Translokation vermutlich das initiierende Ereignis der Malignisierung – sie bildet den Auftakt. Andere, zusätzliche genetische Veränderungen könnten zum Ausbruch des Vollbildes des Lymphoms erforderlich sein – die Translokation zwischen einem Chromosom 8 und einem Chromosom 14, 22 oder 2 aber bewirkt, daß der Prozeß irreversibel startet. Als Beispiel für das Zusammenwirken von primären und sekundären Chromosomenveränderungen sei ein Karyogramm eines kindlichen Patienten mit Burkitt-Lymphom und typischer Translokation 8;14 gezeigt (Abb. 7). Als sekundäre Chromosomenanomalie fand sich bei diesem Patienten mit rasantem Krankheitsverlauf eine unbalancierte Translokation zwischen den Chromosomen 13 und 17, die zur Vermehrung von Chromosom-13-Material und zum Verlust des kurzen Armes von Chromosom 17 führte. Bei diesem Fall kann spekuliert werden, daß der Verlust des kurzen Armes von Chromosom 17

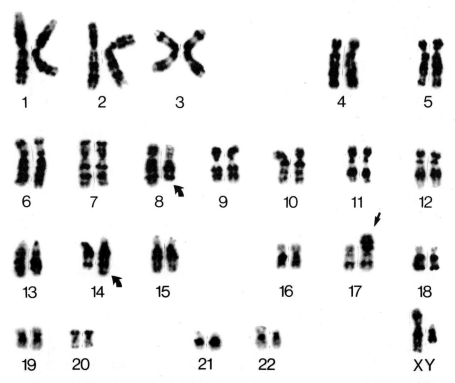

Abb. 7. Giemsa-Banden-Karyogramm einer Knochenmarkzelle eines Kindes mit Burkitt-Lymphom und Translokation t(8;14) sowie einer unbalancierten Translokation von Chromosom 13q-Material an den kurzen Arm von Chromosom 17 unter Verlust von 17p- und Zugewinn von 13q-Material.

und somit des darin lokalisierten p53-Tumorsuppressorgens von Bedeutung für die Aggravierung des Krankheitsverlaufes war. Beim Burkitt-Lymphom sind Veränderungen, also Mutationen oder Verluste des p53-Tumorsuppressorgens, keine Seltenheit.

Ein anderes Mehrschrittemodell der Lymphomentstehung finden wir bei follikulären zentroblastisch-zentrozytischen (cbcc) Lymphomen mit Translokation 14;18: Diese Translokation ist bei einigen niedriggradig malignen Lymphomen vom follikulären Typ als einzige, also primäre Anomalie, nachweisbar. Patienten mit follikulärem Lymphom, die als einzigen Chromosomendefekt eine Translokation 14;18 aufweisen, haben zumeist einen milden Krankheitsverlauf und brauchen über mehrere Jahre keine Therapie, ja es kann sogar zur spontanen Regression kommen.

Aber die Translokation 14;18 tritt auch bei hochgradig malignen Lymphomen, z.B. bei diffusen Lymphomen, auf. In vielen dieser Fällen läßt sich die Entwicklung aus einem niedrigmalignen follikulären Lymphom nachweisen. Die morphologische

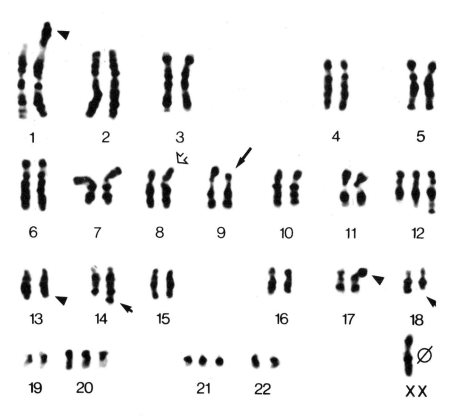

Abb. 8. Giemsa-Banden-Karyogramm einer Aszites-Zelle einer Patientin mit hochmalignem zentroblastischem Lymphom nach vorangegangenem cbcc-Lymphom. Neben der Translokation t(14;18) finden sich zusätzlich zahlreiche numerische und strukturelle Chromosomenanomalien, z.B. Translokationen von 13q an 1p und 17p, die zur Vervierfachung von Material des langen Armes von Chromosom 13 bei gleichzeitigem Verlust von 17p-Material führten.

Transformation in einen aggressiveren histologischen Subtyp wird meist begleitet von spezifischen zusätzlichen Chromosomenanomalien und gehört zum natürlichen Verlauf der cbcc-Lymphome.

Bevorzugt treten als zusätzliche – sekundäre – Chromosomenanomalien bei der Translokation 14;18 Trisomien 7 oder 12, der Zugewinn oder Verlust eines X- oder Y-Chromosoms, Deletionen im langen Arm eines Chromosoms 6 oder Chromosom-1-Anomalien auf.

Bei einer 36jährigen Patientin mit einem hochmalignen B-Zell-Non-Hodgkin-Lymphom fanden wir neben der Translokation 14;18 den Zugewinn der Chromosomen 12, 20 und 21, den Verlust eines X-Chromosoms sowie eine Translokation von

Chromosom-13-Material an den kurzen Arm eines Chromosoms 1 und eines Chromosoms 17 (Abb. 8). Mittels Mehrfarben-FISH ließ sich nachweisen, daß bei dieser Patientin eine partielle Vervierfachung von Material des Chromosoms 13 bei gleichzeitigem Verlust von 17p-Material vorliegt – ähnlich wie beim Fall des kindlichen Patienten mit Burkitt-Lymphom und ebenfalls 13;17-Translokation, der vorhin besprochen wurde. Dies läßt darauf schließen, daß sekundäre Chromosomenanomalien zwar ebenfalls spezifisch sind, doch identische oder nahezu identische Anomalien sowohl bei Lymphomen mit 8;14-Translokation als auch bei Lymphomen mit 14;18-Translokation auftreten können.

Relativ selten wird als sekundäre Chromosomenanomalie eine der für das Burkitt-Lymphom charakteristischen Translokationen 8;14 oder 8;22 beobachtet. Bei den meisten der 30 bisher publizierten Patienten mit sowohl 14;18- als auch 8;22-Translokation ließ sich nachweisen, daß die Patienten zuerst an einem zentroblastisch-zentrozytischen Lymphom erkrankt waren und danach eine aggressive, rasch fatal verlaufende akute lymphatische Leukämie vom Burkitt-Typ oder eine Prä-B-ALL entwickelten.

Bei den Patienten mit sowohl Translokation 14;18 als auch 8;22 oder 8;14 wird neben dem BCL2-Rearrangement auf der Basis der 14;18-Translokation eine Dysregulation des Onkogens c-myc nachgewiesen, wie sie von Burkitt-Lymphom-Patienten bekannt ist – als Folge des Rearrangements der Chromosomenbande 8q24. Da die gleichzeitige Deregulation vom myc- und BCL2-Onkogen offensichtlich einen besonders fulminanten Krankheitsverlauf verursacht, sollte bei jedem Patienten mit 14;18-Translokation eine mögliche Involvierung von 8q24 überprüft werden.

Beim cbcc-Lymphom mit 14;18-Translokation scheint es, ähnlich wie bei der chronisch-myeloischen Leukämie mit 9;22-Translokation, ganz charakteristische, immer wiederkehrende sekundäre Karyotypveränderungen zu geben, die den weiteren Krankheitsverlauf bestimmen.

Eine Hauptaufgabe der Zytogenetik wird weiterhin darin bestehen, für bestimmte Lymphomtypen charakteristische primäre Karyotypveränderungen zu identifizieren und damit einen Startpunkt zur Aufdeckung basaler molekularer Veränderungen zu setzen. Ebenso wichtig aber, vor allem zum Studium des Verhaltens, der Dynamik des malignen Lymphoms, wird die Aufklärung und Kategorisierung von spezifischen sekundären Chromosomenanomalien sein sowie der damit verbundenen molekulargenetischen und biologischen Ereignisse.

Zusammenfassung

Zytogenetische und molekulargenetische Analysen sind für die Diagnosestellung und Subklassifikation von malignen Lymphomen von Bedeutung, da der Nachweis einer klonalen Chromosomenanomalie oder eines spezifischen Gen-Rearrangements die Diagnose einer neoplastischen Erkrankung erhärtet und eine reaktive Hyperplasie ausschließt. Zudem können mit Hilfe des Chromosomenbefundes der klinische Verlauf eines malignen Lymphoms sowie das Ansprechen auf die Therapie prognostiziert werden. Spezifische chromosomale und molekulare Veränderungen korrelieren mit Krankheitsmerkmalen und der Überlebenszeit. Lymphom-spezifische Chromosomen-Rearrangements stellen die Basis für gezielte molekulargenetische Untersuchungen dar und tragen zur Aufklärung von molekularen Mechanismen bei, die der Lymphomgenese und -ausbreitung zugrunde liegen.

Literatur

1   Schouten HC, Sanger WG, Weisenburger DD, Anderson J, Armitage JO: Chromosomal abnormalities in untreated patients with non-Hodgkin's lymphoma: Associations with histology, clinical characteristics, and treatment outcome. Blood 1990; 75:1841.
2   Morris S, Kirstein M, Valentine M, Dittmer KG, Shapiro DN, Saltman DL, Look AT: Fusion of a kinase gene, ALK, to a nucleolar protein gene, NPM, in non-Hodgkin's lymphoma. Science 1994;263:1282.

Univ.-Prof. Dr. Christa Fonatsch, Institut für Medizinische Biologie der Universität Wien, Währinger Straße 10. A-1090 Wien (Österreich)

Diehl V, Schlag R, Thiel E (Hrsg): Morbus Hodgkin und Non-Hodgkin-Lymphome.
2., überarbeitete Auflage. Basel, Karger, 1998, pp 44–56

Neue Lymphomentitäten: Zerebrale Lymphome und Non-Hodgkin-Lymphome des Gastrointestinaltraktes

H.K. Müller-Hermelink, W. Paulus, A. Greiner

Pathologisches Institut, Universität Würzburg

Zweifellos ist der Begriff der «Entität», d.h. eines im Hinblick auf Ätiologie, Pathogenese, klinische Präsentation und Therapie einheitlichen Krankheitsgeschehens, überstrapaziert worden. Fortschritte im Verständnis des lymphatischen Gewebes und seiner Zellen haben zudem die Konzepte verändert, die Grundlage einer aktuellen Klassifikation und Krankheitslehre der von diesem Gewebe und seinen Zellen abgeleiteten Tumoren sein können. Wenn heute ein neuer Vorschlag und eine neue Gliederung lymphatischer Tumoren gemacht wird [1], so geschieht dies in zweierlei Hinsicht: einerseits, um auf diesem diagnostisch schwierigen und klinisch bedeutsamen Gebiet zu größerer internationaler Vergleichbarkeit der epidemiologischen Daten und therapeutischen Resultate zu kommen, die durch Unvergleichbarkeit der regionär verwendeten «Klassifikationen» erschwert, wenn nicht unmöglich gemacht ist, und andererseits, um der ungeheuren Zunahme der Erkenntnisse über die Biologie und Pathogenese dieser Tumoren Rechnung zu tragen. Viele der diagnostischen Prinzipien und Grundlagen der in Deutschland und Europa bevorzugten Kiel-Klassifikation finden sich in dem Vorschlag der REAL-Klassifikation wieder, so daß sich hier auch bei Anwendung der neuen Klassifikation tatsächlich bei den häufigsten Lymphomen nur wenig ändern wird. Allerdings bringt die REAL-Klassifikation viele konzeptuelle Vorteile gegenüber einer ausschließlich zytomorphologisch und histogenetisch definierten Klassifikation und erlaubt durch die Anwendbarkeit auf alle extranodalen Primärlokalisationen und durch Einschätzung individueller Prognosefaktoren eine breitere Anwendung und vertiefte Korrelation zu tumorbiologischen Konzepten.

Natürlich sind die im folgenden besprochenen Lymphomentitäten nicht neu. Anders als bei den HIV-assoziierten Non-Hodgkin-Lymphomen und den lymphoproliferativen Erkrankungen nach Organtransplantation, die historisch gesehen erst in den letzten Jahren und Jahrzehnten neu in Erscheinung traten, sind primäre zerebrale

Lymphome und Lymphome des Gastrointestinaltraktes schon immer, wenn auch selten, beobachtet worden und die Überlegung scheint müßig, wann der möglicherweise «erste Fall» dieser Tumoren aufgetreten ist. Dennoch ergibt sich für beide Tumorformen in den letzten Jahren ein beträchtlicher Wandel, der durch die Veränderung epidemiologischer Häufigkeiten und durch veränderte Konzepte bedingt ist. Beides sind Gründe, diese Tumorformen in klinischer und therapeutischer Hinsicht als eigenständige und damit «neue» Entitäten zu betrachten.

Für die klinische Einschätzung besonders bedeutsam ist die «Neuentdeckung» der malignen Non-Hodgkin-Lymphome als primäre Organtumoren. Da jede lymphatische Zelle letztlich von der pluripotenten hämopoetischen Stammzelle abzuleiten ist und die immunologische Kontrolle des Organismus prinzipiell durch das Zirkulations- und Rezirkulationsverhalten differenzierter Antigen-reaktiver Lymphozyten aufrechterhalten wird, hat sich die Akzeptanz lokalisierter extranodaler Organlymphome nur zögernd und nur auf dem Hintergrund eindeutiger klinischer Evidenzen durchgesetzt. Wir haben gelernt, daß die physiologisch definierten Zirkulations- und Migrationsbedingungen im systemisch interstitiellen lymphatischen Gewebe, den Lymphknoten und der Milz, und dem Mucosa-abhängigen lymphatischen System (MALT) unter immunpathologischen Bedingungen einer persistierenden antigenen Stimulation durch nicht-eliminierte Infektionen oder Auto-Antigene um die Dimension einer *lokalen Immunität* ergänzt wird [2]. Insbesondere wird hierbei das Überleben, die Differernzierung und die Aktivierung der Immunzellen durch lokale Interaktion und Kooperation geregelt, so daß auswandernde Zellpopulationen durch Änderung ihrer Oberflächenrezeptoren entweder absterben oder doch zumindest in eine terminale Differenzierung übergehen [3]. Überträgt man diese Vorstellungen auf die primäre extranodale Präsentation maligner Lymphome, kommt der Analyse der lokalen Besonderheiten und immunologischen Vorerkrankungen eine zunehmende und in der Bewertung neuartige Bedeutung zu, da aus dieser Analyse eine nicht unbegründete Hoffnung auf neue therapeutische Ansätze abgeleitet werden kann.

Primäre zerebrale Lymphome

Primäre Hirnlymphome sind seltene Tumoren, die jedoch in den letzten Jahren und Jahrzehnten eine deutliche Zunahme erkennen lassen [4]. Diese ist nicht nur dadurch bedingt, daß primäre zerebrale Lymphome gehäuft im Zusammenhang mit einer manifesten AIDS-Erkrankung und bei immunsupprimierten Patienten nach Organtransplantation vermehrt auftreten, sondern auch, weil die sporadischen primären zerebralen Lymphome eine unerklärte Zunahme erfahren [5]. Bei Anwendung entsprechend sensitiver Nachweistechniken gelingt es in praktisch allen primären zerebralen Lymphomen, die bei Patienten mit AIDS und bei Transplantatempfängern auftreten, EBV nachzuweisen. Dagegen bieten die sporadischen Hirnlymphome, die auch in einer völlig anderen klinischen Altersgruppe zwischen dem 50. und 80. Lebensjahr in Erscheinung treten, fast immer negative Resultate und sind allenfalls in Einzelfällen positiv [5]. In früheren Arbeiten wurde versucht, auch die primär zerebralen Lymphome nach den Kriterien der Kiel-Klassifikation zu klassifizieren. Der Vergleich früherer publizierter Serien zeigt jedoch keinerlei Übereinstimmung in der Frequenz der diagnostizierten Subtypen, und auch der Anteil niedrig maligner Lymphome schwankte in weiten Grenzen (0– 70%). In einer größeren Serie von Fällen, die mit Hilfe der stereotaktischen Biopsien und zytologisch-immunhistochemischen Klassifikation diagnostiziert wurden, konnte kein einziger Fall eines niedrig malignen Lymphoms diagnostiziert werden [6]. In einer anderen Serie von Tumoren, die sich vorwiegend auf autoptisches oder Resektionsmaterial beschränkte, waren nur 4 von 50 Tumoren als niedrig maligne B-Zell-Lymphome einzuordnen [7]. Diese 4 Tumoren zeigten durch ihre Primärlokalisation im Bereich des Hirnstammes und in der Umgebung des 4. Ventrikels auch eine völlig andere Verteilung als die hochmalignen zerebralen Lymphome, die ausschließlich im Bereich der Hemisphären mit Betonung der periventrikulären Region lokalisiert waren. Die klonale und proliferierende Population zerebraler Lymphome ist in über 90% der Fälle B-lymphozytärer Abstammung. Sehr häufig und besonders nach vorhergehender Corticosteroidmedikation finden sich verstärkt Apoptosen der Tumorzellen und ein oft stark ausgeprägtes reaktives Begleitinfiltrat aus kleinen und aktivierten T-Lymphozyten, die nicht dem Tumor selbst zuzurechnen sind. Die bunte Mischung reaktiver kleinzelliger lymphoider Zellen und blastärer Tumorzellen war Grund genug, in den früheren Untersuchungen nach morphologischen Kriterien niedrig maligne Lymphome anzunehmen, und erklärt die beschriebenen Diskrepanzen, da in den früheren Untersuchungen keine am Paraffinmaterial verläßliche immunhistochemische Reagenzien zur Verfügung standen.

Die blastäre Tumorzellkomponente primärer zerebraler Lymphome kann zytologisch oft nicht eindeutig den in den nodalen Lymphomen beschriebenen Zellformen zugeordnet werden. In der Regel überwiegt eine polymorphe Mischung blastärer Zellformen, wobei entweder großzellige Blasten oder kleinzellige blastäre Zellformen, mit zytologischen Ähnlichkeiten zu den Zellen des BURKITT-Lymphoms überwiegen.

Auch hinsichtlich des Infiltrationstyps im zentralen Nervensystem bestehen bei primären zerebralen Lymphomen beträchtliche Unterschiede. Manche Tumoren zeigen ein kohäsiv expansives Tumorwachstum mit Ausbildung gut abgegrenzter und im Computertomogramm eindeutig definierbaren Tumorknoten. Andere Tumoren zeigen ein in der Umgebung kleiner Blutgefäße sich ausbreitendes infiltratives Tumorwachstum, das hinsichtlich des Gewebsbildes und auch im Computertomogramm einer inflammatorischen Infiltration des ZNS ähnelt. Korreliert man Ausbreitungstyp und zytologische Erscheinungsform, zeigt sich, daß großzellige blastäre Hirnlymphome häufig dem tumorbildenden Infiltrationstyp, während die kleinzelligen Hirnlymphome häufig dem inflammatorischen Typ entsprechen (Abb. 1).

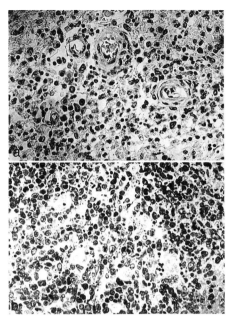

Abb. 1. Perivasculäre Infiltrate eines kleinzellig (a) und großzellig (b) -polymorphblastischen hochmalignen Lymphoms im ZNS (Paraffin; Giemsa).

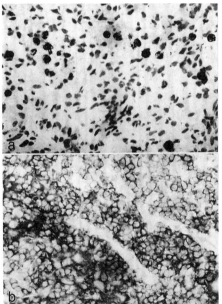

Abb. 2. Immunhistochemische Darstellung von α_2-Integrin mit «inflammatorischer» Infiltration (a) und «tumoröser» Infiltration (b) und hochmalignem Lymphom im ZNS (Cryostatgewebe; APAAP).

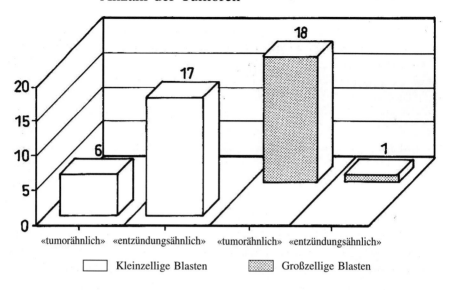

Abb. 3. Graphische Darstellung der Verteilung von 42 primären ZNS-Lymphomen histologischer gegen Infiltrations-Typ.

Auf der Suche nach Erklärungsmöglichkeiten für das besondere Homing dieser Tumoren im zentralen Nervensystem wurde Adhäsionsmolekülen (Integrinen) besondere Beachtung geschenkt [5]. Primär zerebrale Non-Hodgkin-Lymphome zeigen kein prinzipiell anderes Integrinmuster als nodale Lymphome, allerdings zeigten einige der untersuchten Integrine, besonders $\alpha L(CD11a)\beta_2$, eine Beziehung zu dem histologischen Infiltrationsmuster der Lymphomzellen im Gehirn, da diese Integrinrezeptoren ganz überwiegend und fast ausschließlich auf Hirnlymphomen mit kohäsiv tumorbildendem Infiltrationstyp vorhanden waren und bei inflammatorischer Infiltration negativ reagierten (Abb. 2, 3). Integrinrezeptoren, die für das selektive Homing der Tumorzellen im zentralen Nervensystem verantwortlich zu machen sind, konnten jedoch bislang nicht definiert werden. Damit bleibt auch die Ursache für den selektiven Organbefall ungeklärt. Neben der Suche nach spezifischen über Antigenrezeptoren oder Adhäsionsrezeptoren vermittelten Homingfaktoren müssen besonders auch die Möglichkeiten einer lokal gestörten Immunsurveillance untersucht werden, die besonders durch den Befund gehäufter zerebraler Lymphome bei Immundefekten suggeriert wird. Nach dieser Hypothese könnten extrazerebral verlagerte oder migrierende Lymphomzellen durch dort noch wirksame Faktoren der immunologischen Überwachung und antiviralen Immunität zerstört oder reguliert werden, während intrazerebral ungestörtes Tumorwachstum erfolgt.

Pathologie und Pathogenese der Magenlymphome

Die primären extranodalen Lymphome des Gastrointestinaltraktes verhalten sich in vielerlei Hinsicht unterschiedlich zu den systemischen oder primär nodalen Non-Hodgkin-Lymphomen. Dies betrifft die chromosomalen Befunde [8-10], die molekulargenetischen Befunde [11], die Assoziation zu EBV [12,13] und den immunologischen Phänotyp [14].

Niedrig maligne Lymphome des Gastrointestinaltraktes erinnern in ihrem Wachstumstyp sehr an die normale Struktur des Mucosa-assoziierten lymphatischen Gewebes (MALT) in Peyerschen Plaques, Appendix oder Tonsillen. Charakteristischerweise werden die Keimzentren der B-Zellfollikel von einer unscharf begrenzten Follikelaußenzone (Marginalzone) umgeben, die in zytologischer und struktureller Hinsicht der neoplastischen Population dieser Lymphome entspricht. Sie werden unter dem Begriff des malignen Non-Hodgkin-Lymphoms vom MALT-Typ [15] zusammengefaßt. Lokalisation und Ausbreitung entsprechen nicht den Charakteristika der physiologischen Mucosa-abhängigen Immunität, für die eine Verteilung der Antigenreaktiven Vorläuferzellen an *alle* Schleimhautbarrieren des Organismus typisch ist. Bei den primären extranodalen Lymphomen des Magens liegen dagegen lange, manchmal Jahrzehnte dauernde lokalisierte und organbezogene Tumoren vor, die nur gelegentlich zu Zweitlokalisationen an anderen Orten des MALT-Systems führen können (z.B. Speicheldrüse), jedoch typischerweise sekundär nach Tumorprogression über regionäre Lymphwege generalisieren.

Diese Lymphome entstehen auch nicht dort, wo primär Mucosa-assoziiertes lymphatisches Gewebe ausgebildet ist, sondern an Stellen, wo im Rahmen chronischer Entzündungsprozesse, z.B. bei Autoimmunerkrankungen oder chronischen Infektionen, sekundär lymphatisches Gewebe ausgebildet wird. Dieses besitzt dann den strukturellen Aufbau des lymphatischen Gewebes vom MALT-Typ. Damit besteht das pathogenetische Prinzip dieser Tumorerkrankung wahrscheinlich nicht im «Homing» spezifisch geprägter Vorläuferzellen an extranodalen Lokalisationen. Vielmehr ist zu vermuten, daß die lokalisierte chronische und Antigen-abhängige Vorläufererkrankung durch im einzelnen bislang ungeklärte mutagene Prozesse zur Transformation klonogener Populationen führt. Die lokale Wachstumsstimulation der Lymphom-Vorläuferzellen durch exogene oder endogene Antigene und die Kooperation mit reaktiven Zellen des Begleitinfiltrates der vorbestehenden Vorläufererkrankung scheint ausreichend, um lokalisierte Tumorerkrankung zu begründen, zumindest so lange, bis weitere Alterationen und Mutationen die Tumorzellklone von lokalen Wachstums-stimulierenden und -regulierenden Einflüssen unabhängig macht.

Unter den hier formulierten patho-physiologischen Vorstellungen einer lokalen Lymphomentstehung und Progression können folglich unterschiedliche *Phasen der Lymphomentwicklung* definiert werden:

Phase 0: Polyklonale chronisch entzündliche Organerkrankung, verursacht entweder im Rahmen einer autoimmunen Organerkrankung (autoimmune Thyreoiditis, Coeliakie, M. Sjögren u.a.), oder eine chronische organotrope Infektion (s. unter *Helicobacter-pylori*-Infektion des Magens).

Phase 1: Klonale Expansion und epitheliale Infiltration der Marginalzonen-Zellen unter Antigen-abhängiger Immunstimulation.

Phase 2: Progression des niedrig malignen B-Zellklons in zumindest partiell Antigen-unabhängigem oder T-Zell-unabhängigem Proliferationsmodus.

Phase 3: Transformation zu einem blastären Non-Hodgkin-Lymphom mit hohem (Antigen-unabhängigem?) Proliferationsmodus und gesteigertem Infiltrations- und Invasionsverhalten.

Phase 4: Alle extranodalen Non-Hodgkin-Lymphome mit (von der lokalen antigenen Stimulations-unabhängigen) Absiedlungen in Lymphknoten oder hämatogenen Organmetastasen.

Den Antigenspezifitäten der entarteten B-Lymphozyten bei Magenlymphomen und NHL vom MALT-Typ anderer Primärlokalisation wurde nur vereinzelt Bedeutung beigemessen, da bis vor kurzem entsprechende Untersuchungstechniken nicht verfügbar waren und generell diese Frage neben prinzipiellen Problemen des Entartungsprozesses weniger bedeutsam schien. Untersuchungen an einer größeren Zahl von Magenlymphomen zeigten, daß die Immunglobuline der Lymphomzellen sehr häufig gut definierbare Auto-Antikörperspezifität besitzen [16-18]. Relativ häufig finden sich IgM-Determinenten, die neben nukleären und zytoplasmatischen Epitopen organspezifische selektive Gewebskomponenten auf Endothelien oder duktalen Epithelien von Parotis und Lunge erkennen. Molekularbiologisch weisen die Immunglobulin-Rezeptoren der niedrig malignen MALT-Lymphome eine unterschiedliche V_H-Genexpression mit hoher Frequenz somatischer Mutationen auf, was einen antigen Selektionsprozeß nahelegt. Interessanterweise fand sich darüber hinaus in drei von vier untersuchten Fällen eine Expression von Gensegmenten, die bislang nur bei Immunglobulingenen beschrieben wurden, die für Immunglobuline kodieren, die gegen DNA, SM und Thyroglobulin gerichtet sind (hv1263, hv3005 und VH4-21) [19].

Ein IgA/Lambda-Lymphom zeigte Spezifität für Mucosa-abhängige IgM- und IgA-Plasmazellen [20]. Die Bindungscharakteristik dieser Lymphomproteine an ihre Antigene entspricht sehr häufig der von Kryoglobulinen. Die beschriebenen Unterschiede im Reaktionsmuster dieser Lymphomproteine und die Tatsache, daß nur vereinzelt Epitope erkannt werden, die auch im Magen lokalisiert sind, lassen eine primäre Autoimmunerkrankung des Magens als Vorläufererkrankung unwahrscheinlich erscheinen. Vielmehr ergeben sich zahlreiche Hinweise, daß beim MALT-Lymphom des Magens offensichtlich zusätzliche exogene Komponenten und in besonderem Maße die Infektion mit *Helicobacter pylori* entscheidend sind [21].

Dieser Keim induziert eine sogenannte follikuläre lymphatische Hyperplasie im Magen und schafft dadurch ein spezielles Mikromilieu, das offenbar die Voraussetzung für das lokale Lymphomwachstum darstellt [22]. Neben den rein epidemiologischen Ansätzen [23] fanden sich auch erste direkte Hinweise auf der Suche nach Vorläuferläsionen der Magenlymphome [20]. Mit Hilfe eines monoklonalen Anti-Idiotyp-Antikörpers gegen die Antigen-erkennende Determinante eines Magenlymphoms ließen sich regelmäßig immunreaktive Lymphozyten und Plasmazellen in den entzündlichen Infiltraten der *Helicobacter-pylori*-assoziierten Gastritis nachweisen, nicht jedoch in der normalen gesunden Mucosa. Alle anderen entzündlichen Magenschleimhauterkrankungen verhielten sich ebenfalls negativ, wie auch normales lymphatisches Gewebe von Lymphknoten, Knochenmark und Milz. Lediglich in den Peyerschen Plaques waren einzelne Zellen der gleichen Lymphomimmunglobulinspezifität nachzuweisen. Dies bedeutet, daß Vorläuferzellen einer mit dem untersuchten Lymphom identischen Specifität nur bei *H.p.*-assoziierter Gastritis regelmäßig entstehen. Diese Beobachtung unterstreicht die Bedeutung einer Infektion für die Entwicklung und kontinuierliche Wachstumsstimulation des niedrig malignen Non-Hodgkin-Lymphoms vom MALT-Typ.

Die bislang definierten Lymphom-Antikörper reagieren selbst allerdings nicht mit *Helicobacter pylori*. Nach In-vitro-Untersuchungen [24] zeigen jedoch die T-Zellen in Magenlymphomen eine Reaktivität für definierte *Helicobacter-pylori*-Stämme. Stimulation dieser (polyklonalen, reaktiven) T-Zellen führt, vermittelt durch Zytokine, zur Wachstumssteigerung der B-Lymphozyten. Auch eine spezifische Bindung am Immunglobulinrezeptor der Lymphomzellen entweder durch spezifische anti-idiotypische Antikörper oder durch die Autoantigenen-Gewebsdeterminanten kann in vitro zu einer Proliferationssteigerung und Differenzierungsinduktion führen [25]. Darüber hinaus zeigten molekulargenetische Untersuchungen der außerhalb des Haupttumors gelegenen niedrig malignen Anteile im Magenantrum und Korpus, im Duodenum und in regionalen Lymphknoten, daß ein polyklonaler Ursprung der neoplastischen B-Zellen bei MALT-Lymphomen durchaus keine Seltenheit ist und somit möglicherweise eine multifokale und multiklonale Transformation vorliegt [26]. Die Frage, ob und – falls ja – bis zu welcher Phase die Entwicklung der MALT-Lymphome antigenabhängig ist, ist zur Zeit noch unklar.

Jüngste Therapieansätze in der Behandlung des Magenlymphoms scheinen die hier formulierten Gesetzmäßigkeiten in unerwarteter Deutlichkeit zu belegen. So konnten zunächst Wotherspoon [27] und Bayerdörffer [28] zeigen, daß durch antibiotische Therapie, die sogenannte *Helicobacter-pylori*-Eradikation, eine vollständige Regression des vorher nachgewiesenen und durch molekularbiologische Analysen definierten Magenlymphoms eintrat. Totalregressionen niedrig maligner Non-Hodgkin-Lymphome des MALT-Typs im Magen durch antibiotische Behandlung wurden zwischenzeitlich auch von anderen Gruppen beobachtet (Abb. 4a-d). Fraglich ist bislang, ob und in welchen Fällen sich maligne Non-Hodgkin-Lymphome von

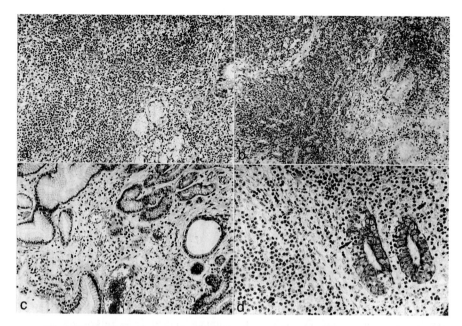

Abb. 4. Niedrig malignes NHL vom MALT-Typ im Magen *(a:* HE-Übersicht) mit monoklonaler Infiltration der Mukosa *(b:* IP Immunhistochemie zum Nachweis von CD20-exprimierenden B-Lymphocyten) und eindeutiger Ausbildung von lymphoepithelialen Läsionen *(d:* IP Immunhistochemie zum Nachweis von Zytokeratin CAM 5.2). Pfeil markiert Tumorinfiltrate unter Zersiedelung des Epithels. Derselbe Patient nach 8 Wochen Eradikationstherapie *(c:* HE-Übersicht). Weder Tumorinfiltrate noch lymphoepitheliale Läsionen sind nachweisbar.

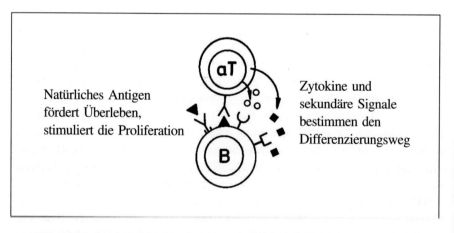

Abb. 5. Pathogenesemodell einer Antigen- und T-Zell-gesteuerten (z.B über Zytokine und akzessorische Moleküle) Progression der B-Lymphomzelle.

hohem Malignitätsgrad des Magens unter antibiotischer Therapie zurückbilden können.

Für die zukünftige Therapie der extranodalen Magenlymphome wird es besonders bedeutsam sein, die initialen und der *Helicobacter-pylori*-Eradikationstherapie zugänglichen Stadien der Lymphomerkrankung von denen der Phase 2 der Lymphomentwicklung zugeordneten Progressionsstadien zu unterscheiden und die morphologischen und molekularbiologischen Kriterien der Lymphomprogression näher zu analysieren.

Der Befund einer Trisomie 3 scheint für extranodale Non-Hodgkin-Lymphome des MALT-Typs sehr charakteristisch zu sein. Nach Untersuchungen in der Interphasenzytogenetik ließ sich der höchste Prozentsatz bei sekundären großzelligen B-Zell-Lymphomen mit gleichzeitig vorhandenem niedrig malignem Anteil nachweisen [9,10]. In jüngster Zeit wurde außerdem eine t(11;18) gefunden, die in einem Teil niedrig maligner MALT-Lymphome, aber bislang in keinem nodalen Lymphom, nachgewiesen werden konnte [29]. Verstärkte Bedeutung bekamen zudem auch Untersuchungen von Lymphomzellen in vitro, die einen spezifischen Einfluß bestimmter T-Zell-Faktoren (CD40-Ligand, Zytokine) nachweisen konnten, der bei niedrig malignen Magenlymphomen, jedoch nicht bei hochmalignen Lymphomen, auffällig war [30]. Diese funktionellen Befunde müssen mit morphologischen Daten korreliert werden, um diagnostisch prädiktive Aussagen machen zu können.

Niedrig maligne Non-Hodgkin-Lymphome des Magens vom MALT-Typ – eine «benigne» Neoplasie?

Die zitierten Befunde werden Auswirkungen auf die Definition der Phase 1 des Magenlymphoms und seine prospektive Einschätzung besitzen. Hierbei liegt eine lokalisierte klonale neoplastische Lymphozytenpopulation mit invasivem Potential (destruktive lymphoepitheliale Läsionen!) vor, die den prinzipiellen Kriterien einer Tumorerkrankung entsprechen. Allerdings besteht in dieser Phase der Erkrankung kein Disseminationspotential, die Erkrankung bleibt lokal und ist von der kontinuierlichen antigenen und über antigene Stimulation vermittelten T-Zell-Hilfe abhängig (Abb. 5). Antigenelimination, wie sie am Magen durch *Helicobacter-pylori*-Eradikation möglich ist, führt in vielen Fällen in dieser Phase der Erkrankung zur Totalregression. Falls sich in größeren Serien diese Befunde bestätigen und mit definierten strukturellen Kriterien zuordnen lassen, würde das niedrig maligne Non-Hodgkin-Lymphom des Magens in seinem biologischen Verhalten den benignen epithelialen Neoplasien entsprechen oder allenfalls einem epithelialen Tumor mit niedrig malignem Potential (borderline tumor) entsprechen. Voraussetzung für diese Bewertung ist allerdings eine wirklich verläßliche Primärdiagnose, die oft erhebliche Probleme aufwirft, weil selbst der molekulare Befund eines monoklonalen Immunglobulinrearrangements nicht immer zwangsläufig mit Malignität gleichgesetzt werden kann [31].

Außerdem ist zu bedenken, daß diskrepante Begutachtungen zwischen der primär gestellten Diagnose und der endgültigen Klassifikation bei Referenzbegutachtung im Rahmen größerer Therapiestudien der Magenlymphome häufig sind [32]. Sie liegen zum Teil in der Schwierigkeit der bioptischen Diagnostik an kleinen Schleimhautproben begründet, die nur ausschnittsweise ein Bild des gesamten Prozesses vermitteln. Hinzu kommen oft erhebliche präparatorische und methodische Artefakte in der Bearbeitung. Bei adäquater Biopsie läßt sich jedoch die Diagnose durch wenige immunhistologische Zusatzreaktionen verläßlich belegen. Die Frage nach Benignität oder Malignität des Magenlymphoms stellt sich also heute neu und muß durch prospektive klinische Studien beantwortet werden, die die Biologie dieser faszinierenden Neoplasie in die Bewertung einbezieht.

Zusammenfassung

Die Primärmanifestation maligner Non-Hodgkin-Lymphome an extranodalen Lokalisationen hat zum pathophysiologisch «neuen» Konzept des Organlymphoms geführt. Organlymphome zeigen die Charakteristika Antigen-abhängiger Proliferationen und sind, wahrscheinlich zumindest in den frühen Stadien, von kontinuierlicher Antigen- und/oder T-Zell-Stimulation abhängig. Organlymphome unterscheiden sich von nodalen und systemischen Lymphomen im Immunphänotyp, Genotyp, in sonstigen Begleiterkrankungen und Progressionsfaktoren. Bei den primären zerebralen Lymphomen lassen sich nach dem vorherrschenden blastären B-Zelltyp zwei Formen mit unterschiedlichem Infiltrations- und Wachstumsverhalten unterscheiden, die sich auch in ihren Integrinrezeptoren unterscheiden. Fast alle zerebralen Lymphome entsprechen blastären B-Zell-Lymphomen, die wegen ihrer beträchtlichen Polymorphie nicht verläßlich weiter subtypisiert werden können. Niedrig maligne primäre Hirnlymphome sind äußerst selten und zeigen eine charakteristische Lokalisation im Hirnstamm und in der Umgebung des 4. Ventrikels. Spezifische Vorerkrankungen der Hirnlymphome sind nicht bekannt. Bei den primären Magenlymphomen vom MALT-Typ läßt sich als Vorerkrankung die *Helicobacter-pylori*-assoziierte chronische Gastritis, nach epidemiologischen, morphologischen und immunpathologischen Kriterien definieren. Hierauf basierend wurde ein neues Lymphomprogressionsmodell entwickelt. Frühe Stadien der Lymphomerkrankung sind nach *Helicobacter-pylori*-Eradikation reversibel. Der Begriff des niedrig malignen Non-Hodgkin-Lymphoms des Magens bedarf einer neuen Definition.

Dank

Diese Arbeit wurde gefördert von der DFG (Mu 579/3-2) und der Sander-Stiftung (94.025.2).

Literatur

1 Harris NL, Jaffe ES, Stein H, Banks PM, Chan JK, Cleary ML, Delsol G, De Wolf Peeters C, Falini B, Gatter KC, Müller Hermelink HK, et al: A revised European-American classification of lymphoid neoplasms: a proposal from the International Lymphoma Study Group. Blood 1994;84:1361–1392.
2 McDermott MR, Bienenstock J: Evidence for a common mucosal immunologic system. I. Migration of B immunoblasts into intestinal, respiratory, and genital tissues. J Immunol 1979;122:1892–1898.
3 Banchereau J, Blanchard D, Briere F, Liu YJ: Molecular control of B-cell immunopoiesis. Ann N Y Acad Sci 1994;725:22–33.
4 Grant JW, Isaacson PG: Primary central nervous system lymphoma. Brain Pathol 1992;2:97–109.
5 Paulus W, Jellinger K, Hallas C, Ott G, Müller Hermelink HK: Human herpesvirus-6 and Epstein-Barr virus genome in primary cerebral lymphomas. Neurology 1993;43:1591–1593.
6 Braus DF, Schwechheimer K, Müller Hermelink HK, Schwarzkopf G, Volk B, Mundinger F: Primary cerebral malignant non-Hodgkin's lymphomas: a retrospective clinical study. J Neurol 1993;239:117–124.
7 Schwechheimer K, Braus DF, Schwarzkopf G, Feller AC, Volk B, Müller Hermelink HK: Polymorphous high-grade B cell lymphoma is the predominant type of spontaneous primary cerebral malignant lymphomas. Histological and immunomorphological evaluation of computed tomography-guided stereotactic brain biopsies. Am J Surg Pathol 1994;18:931–937.
8 Wotherspoon AC, Pan LX, Diss TC, Isaacson PG: Cytogenetic study of B-cell lymphoma of mucosa-associated lymphoid tissue. Cancer Genet Cytogenet 1992;58:35–38.
9 Wotherspoon AC, Finn TM, Isaacson PG: Trisomy 3 in low-grade B-cell lymphomas of mucosa-associated lymphoid tissue. Blood 1995;85:2000–2004.
10 Roblick U, Ott G, Kalla J, Hahn U, Ott MM, Müller Hermelink HK: Nachweis numerischer Chromosomenab-berationen in primären gastralen Non-Hodgkin-Lymphomen durch in-situ-Hybridisierung mit centromerspezi-fischen DNA-Proben am Gefrierschnitt. Verh Dtsch Ges Pathol 1993;77:487.
11 Qin Y, Greiner A, Trunk MJ, Schmausser B, Ott MM, Müller Hermelink HK: Somatic hypermutation in low-grade mucosa-associated lymphoid tissue-type B-cell lymphoma. Blood 1995;86:3528–3534.
12 Ott G, Kirchner T, Seidl S, Müller Hermelink HK: Primary gastric lymphoma is rarely associated with Epstein-Barr virus. Virchows Arch B Cell Pathol Incl Mol Pathol 1993;64:287–291.
13 Greiner A, Kirchner T, Ott G, Marx A, Fischbach W, Müller Hermelink HK: Occurrence of multiple lymphoepithelioma-like carcinomas and MALT-type lymphoma in the stomach: detection of EBV in carcinomas but not in lymphoma. Histopathology 1996;29:51–56.
14 Drillenburg P, van der Voort R, Koopman G, Dragosics B, van Krieken JH, Kluin P, Meenan J, Lazarovits AI, Radaszkiewicz T, Pals ST: Preferential expression of the mucosal homing receptor integrin alpha 4 beta 7 in gastrointestinal non-Hodgkin's lymphomas. Am J Pathol 1997;150:919–927.
15 Isaacson PG, Wright DH: Malignant lymphoma of mucosa-associated lymphoid tissue. A distinctive type of B-cell lymphoma. Cancer 1983;52:1410–1416.
16 Hussell T, Isaacson PG, Crabtree JE, Dogan A, Spencer J: Immunoglobulin specificity of low grade B cell gastrointestinal lymphoma of mucosa-associated lymphoid tissue (MALT) type. Am J Pathol 1993;142:285–292.
17 Greiner A, Qin Y, Knorr C, Haedicke W, Kaup A, Müller Hermelink HK: Autoantigen receptors in extranodal non-Hodgkin B-cell lymphomas. Verh Dtsch Ges Pathol 1996:80:160–168.
18 Haedicke W, Knorr C, Müller Hermelink HK, Greiner A: Receptor analysis of idiotype antibodies derived from MALT type B-cell lymphoma hybridomas. Hum Antibodies 1997;8:33–36.
19 Qin Y, Greiner A, Hallas C, Haedicke W, Müller Hermelink HK: Intraclonal offspring expansion of gastric low-grade MALT-type lymphoma: evidence for the role of antigen-driven high-affinity mutation in lympho-magenesis. Lab Invest 1997;76:477–485.
20 Greiner A, Marx A, Heesemann J, Leebmann J, Schmausser B, Müller Hermelink HK: Idiotype identity in a MALT-type lymphoma and B cells in Helicobacter pylori associated chronic gastritis. Lab Invest 1994;70:572–578.
21 Greiner A, Müller Hermelink HK: Recent advances in gastric extranodal B-cell lymphoma. Curr Diagn Pathol 1996;3:91–98.
22 Wotherspoon AC, Ortiz Hidalgo C, Falzon MR, Isaacson PG: Helicobacter pylori-associated gastritis and primary B-cell gastric lymphoma. Lancet 1991;338:1175–1176.

23 Eidt S, Stolte M, Fischer R: Helicobacter pylori gastritis and primary gastric non-Hodgkin's lymphomas. J Clin Pathol 1994;47:436–439.
24 Hussell T, Isaacson PG, Crabtree JE, Spencer J: The response of cells from low-grade B-cell gastric lymphomas of mucosa-associated lymphoid tissue to Helicobacter pylori. Lancet 1993;342:571–574.
25 Greiner A, Knorr C, Qin Y, Schultz A, Marx A, Kroczek RA, Müller Hermelink HK: CD40 Ligand and Autoantigen are involved in the pathogenesis of low grade B-cell lymphomas of mucosa associated lymphoid tissue (MALT-type). Dev Immunol 1997 (in Press).
26 Ott MM, Linke B, Gerhard N, Kneba M, Greiner A, Ott G, Müller Hermelink HK: [Characterization of clonal B-cell populations in gastric MALT lymphomas and chronic gastritis by means of the polymerase chain reaction]. Verh Dtsch Ges Pathol 1994;78:302–304.
27 Wotherspoon AC, Doglioni C, Diss TC, Pan L, Moschini A, de Boni M, Isaacson PG: Regression of primary low-grade B-cell gastric lymphoma of mucosa-associated lymphoid tissue type after eradication of Helicobacter pylori . Lancet 1993;342:575–577.
28 Bayerdorffer E, Neubauer A, Rudolph B, Thiede C, Lehn N, Eidt S, Stolte M: Regression of primary gastric lymphoma of mucosa-associated lymphoid tissue type after cure of Helicobacter pylori infection. MALT Lymphoma Study Group. Lancet 1995;345:1591–1594.
29 Ott G, Katzenberger T, Greiner A, Kalla J, Rosenwald A, Heinrich U, Ott MM, Müller Hermelink HK: The t(11;18)(q21;q21) chromosome translocation is a frequent and specific aberration in low-grade but not high-grade malignant non-Hodgkin's lymphomas of the mucosa-associated lymphoid tissue (MALT-)type. Cancer Res 1997;57:3944–3948.
30 Greiner A, Knorr C, Qin Y, Sebald W, Schimpl A, Banchereau J, Müller Hermelink HK: Low-grade B cell lymphomas of mucosa-associated lymphoid tissue (MALT-type) require CD40-mediated signaling and Th2-type cytokines for in vitro growth and differentiation. Am J Pathol 1997;150:1583–1593.
31 Collins RD: Is clonality equivalent to malignancy: specifically, is immunoglobulin gene rearrangement diagnostic of malignant lymphoma? [editorial; comment]. Hum Pathol 1997;28:757–759.
32 Strecker P, Eck M, Fischbach W, Müller Hermelink HK, Greiner A: Diagnostic evaluation in primary gastric MALT-type lymphoma. Gastroenterology 1996;110:598.

Prof. Dr. H.K. Müller-Hermelink, Pathologisches Institut, Universität Würzburg,
Josef-Schneider-Straße 2, D–97080 Würzburg (Deutschland)

Diehl V, Schlag R, Thiel E (Hrsg): Morbus Hodgkin und Non-Hodgkin-Lymphome.
2., überarbeitete Auflage. Basel, Karger, 1998, pp 57–65

Gibt es Fortschritte in der Therapie niedrigmaligner Non-Hodgkin-Lymphome?

Eckhard Thiel, Wolfgang Knauf

Medizinische Klinik III: Hämatologie, Onkologie und Transfusionsmedizin,
Universitätsklinikum Benjamin Franklin der Freien Universität Berlin

Einleitung

Die Therapie niedrigmaligner Non-Hodgkin-Lymphome (NHL) und der chronischen lymphatischen Leukämie (CLL) war bisher symptomorientiert und mit palliativer Zielsetzung durchgeführt worden. Als Therapieindikationen gelten bis heute die Entwicklung einer B-Symptomatik (Fieber, Gewichtsverlust, Nachtschweiß), mechanisch behindernde Lymphome (z.B. mit Harnstau durch Ureterkompression) und die Zeichen der hämatopoetischen Insuffizienz (Anämie/Thrombopenie). Allenfalls in Frühstadien follikulärer NHL wird die Strahlentherapie mit einem kurativen Ansatz eingesetzt. Die Entwicklung einer neuen Klasse von Zytostatika, der Nukleosidanaloga, und die Verfügbarkeit immunmodulatorischer Zytokine haben jedoch in jüngster Zeit erweiterte Therapieoptionen eröffnet. Selbst Hochdosis-Chemo-Radio-Therapien mit nachfolgender autologer Knochenmark- bzw. Stammzell-Transplantation kommen bei dieser Krankheitsgruppe zunehmend zum Einsatz und scheinen einem Teil der Patienten die Chance auf eine definitive Heilung zu ermöglichen.

Im folgenden sollen diese neuen Entwicklungen im einzelnen dargestellt sowie sich daraus ergebende künftige Therapiestrategien diskutiert werden.

Immunmodulation

Hohe Ansprechraten und nicht zuletzt die im allgemeinen gute Verträglichkeit haben das Interferon-α (IFN-α) zu einem Standardtherapeutikum bei der Haarzell-Leukämie werden lassen [1]. Ausgehend von dieser Erfahrung wurde IFN-α auch in anderen Entitäten niedrigmaligner NHL geprüft. Hierbei wurden differente Therapie-

Tab. 1. Auswahl publizierter Studien zum Einsatz von Interferon bei der chronischen lymphatischen Leukämie [modifiziert nach 5]

Autor	Anzahl Patienten	Vortherapie	Dosis	Ansprechen, %
Foon et al, 1985	19	ja	5 Mio.IE/m²	11 PR 28 SD 61 PD
Horning et al, 1985	10	1 nein 9 ja	1, 3 oder 9 Mio IE/d	100 SD
Talpaz et al, 1987	10	6 nein 4 ja	3 bis 9 Mio/d	30 PR 40 MR 30 SD
O'Connell et al, 1986	4	nein	12 Mio/m²	25 PR 50 SD 25 PD
Rozman et al, 1988	10	nein	2 Mio/m²	100 PR
Ziegler-Heitbrock et al, 1989	9	nein	15 Mio/wöchtl.	5 PR 23 MR 22 SD

PR= Partielle Remission, MR= minimales Ansprechen, SD= stabile Erkrankung, PD= progrediente Erkrankung.

ansätze verfolgt: IFN-α in der »Induktionstherapie« (insbesondere bei der CLL) und in der »Erhaltungstherapie« nach vorangegangener Chemotherapie (insbesondere bei follikulärem NHL).

Schon Mitte der 80er Jahre wurden Pilotstudien zur Wirksamkeit des IFN-α bei der CLL publiziert [2–4]. Die Ergebnisse waren teils enttäuschend, teils jedoch auch ermutigend und gaben so Anlaß für eine Reihe weiterer Phase-II- und Phase-III-Studien. Übereinstimmend wurde über geringe Ansprechraten bei fortgeschrittenen Krankheitsstadien und großer Tumormasse, aber hohen Ansprechraten in Frühphasen der CLL berichtet. Dieses Wirkspektrum war offensichtlich unabhängig von der gewählten Dosierung des IFN-α. Eine Zusammenstellung diesbezüglich publizierter Studienergebnisse findet sich in Tabelle 1 [5]. Der therapeutische Nutzen von IFN-α bei der CLL bleibt aber noch umstritten, da Frühphasen der CLL in der Regel als nicht behandlungsbedürftig angesehen werden. Eine Stratifikation nach Risikogruppen könnte hier mehr Klarheit schaffen.

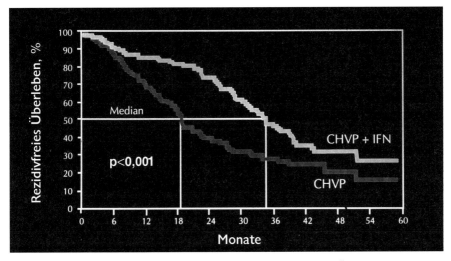

Abb. 1. Einfluß einer simultanen Chemo-Interferon-α-Therapie auf das Überleben von Patienten mit niedrigmalignem Non-Hodgkin-Lymphom (NHL) [12]. CHVP = Cyclophosphamid (C)/Doxorubicin (H)/Teniposide (V)/Prednisone (P). IFN = Interferon-α.

Ein diffuses Befallsmuster im Knochenmark [6], eine Lymphozytenverdopplungszeit von <12 Monaten [7] sowie Serumthymidinkinase-Spiegel von >5 U/l [8] sind Risikofaktoren für eine rasche Progredienz der Frühphase-CLL. Auch erhöhte Serumspiegel des löslichen niedrigaffinen IgE-Rezeptors (sCD23) zeichnen sich immer mehr als Risikofaktoren für eine Krankheitsprogression ab [9]. Zunehmend an Bedeutung gewinnt die Chromosomenanalyse, da z.B. das Vorliegen einer Trisomie 12 eine schlechte Prognose der CLL anzuzeigen scheint [10]. Es war vermutet worden, der Einsatz von IFN-α in frühen Phasen der CLL könne unter Berücksichtigung dieser Risikofaktoren eine neue Gewichtung erhalten, während «Niedrigrisiko»-Patienten wie bisher abwartend beobachtet werden sollten. Die Validität dieser Hypothese war deshalb Gegenstand einer randomisierten Studie, deren erste Ergebnisse durchaus einen Vorteil der IFN-α-Behandlung für einen Teil der «Hochrisiko»-Patienten erhoffen ließen [11]. Die abschließende Analyse zeigte dann jedoch keinen Vorteil für die mit IFN-α behandelten Patienten [12]. Der Stellenwert des IFN-α bei der CLL ist daher äußerst kritisch und mit großer Zurückhaltung zu werten.

Anders stellt sich die Situation bei der Erhaltungstherapie der *follikulären niedrigmalignen NHL* dar. Ähnlich wie beim Plasmozytom zeichnet sich zumindest ein mittelfristiger Vorteil für die IFN-α-behandelten Patienten ab. In einer randomisierten Studie mit 242 ausgewerteten Patienten wurde eine Polychemotherapie mit oder ohne simultane IFN-α-Therapie durchgeführt. Bezüglich des rezidivfreien Überlebens zeigte sich nach 18 und nach 34 Monaten ein statistisch signifikanter Vorteil für die IFN-α-Gruppe. Allerdings ging dieser Vorteil im weiteren Verlauf

Tab. 2. Randomisierte Studie der EORTC (European Organization for the Research and Treatment of Cancer) zur Wirkung von Interferon-(IFN-)α bei niedrigmalignen Non-Hodgkin-Lymphomen [nach 14]

Therapieschema: 8 x COP + Radiatio, nachfolgend IFN oder Beobachtung	
Anzahl der Patienten mit IFN	114
Anzahl der Patienten ohne IFN	114
Progressionsfreies Überleben nach 3 Jahren:	
mit IFN	48%
ohne IFN	40%
Kein statistisch signifikanter Unterschied.	

Tab. 3. Nukleosidanaloga in der Behandlung lymphoproliferativer Systemerkrankungen

	Gesamtansprechraten, %		
	DCF	2-CDA	Fludarabin
Haarzell-Leukämie*	90	90	nicht empfohlen
B-CLL			
vorbehandelt	15	40-50	40-60
nicht vorbehandelt	45	70-80	70-80
Niedrigmaligne NHL			
vorbehandelt	10-40**	50	50
nicht vorbehandelt	nicht empfohlen	60-80	60-80

* Einschließlich IFN-resistente und vorbehandelte Patienten.
** Abhängig von der B- oder T-Zell-Zugehörigkeit.

wieder verloren [13] (Abb. 1). Eine weitere europäische multinationale Studie der EORTC prüfte IFN-α nach einer kombinierten Chemo-Radio-Therapie. Bei 228 auswertbaren Patienten zeichnete sich ein, wenngleich statistisch nicht signifikanter, Vorteil für die IFN-α-behandelten Patienten ab [14] (Tab. 2).

Inwieweit die zunächst gewählte Chemotherapie einen Einfluß auf die IFN-α-Erhaltungstherapie hat, ist noch ungeklärt, doch könnte die konsequente Fortführung der IFN-α-Behandlung unter Umständen auch langfristig zu einem verlängerten krankheitsfreien Überleben bzw. Gesamtüberleben führen.

Nukleosidanaloga

Mit der Entwicklung der hochpotenten Nukleosidanaloga Deoxycoformycin (DCF), Fludarabin-Monophosphat (Fludara) und 2-Chlorodeoxyadenosin (2-CDA) hat die Chemotherapie niedrigmaligner NHL einen entscheidenden Fortschritt erfahren. Die drei genannten Substanzen haben große strukturelle Gemeinsamkeiten (Abb. 2), zeigen jedoch auch wesentliche Unterschiede in ihrer Wirksamkeit in Abhängigkeit von der Entität der niedrigmalignen NHL (Tab. 3). Höchste Ansprechraten mit langanhaltenden, teilweise sogar molekulargenetisch verifizierten kompletten Remissionen werden mit DCF und 2-CDA bei der Haarzell-Leukämie erzielt [15]. Ebenfalls wirksam hat sich das DCF bei vorbehandelten fortgeschrittenen T-Zell-Lymphomen (Sézary-Syndrom, Mycosis fungoides) erwiesen, während die Substanz bei der CLL und den follikulären NHL eher enttäuschte [16]. Bei diesen letztgenannten Entitäten hat dagegen Fludara hohe Remissionsraten gezeigt, so daß derzeit Fludara als wirksamste Einzelsubstanz bei unvorbehandelter CLL angesehen wird [17]. Bei vorbehandelten Patienten mit CLL und follikulären NHL scheinen Fludara und 2-CDA gleichwertig zu sein, doch fehlen hier sowohl Langzeiterhebungen als auch ausreichende Daten aus Vergleichsstudien mit herkömmlichen Polychemotherapien [18].

Gemeinsam ist allen drei Nukleosidanaloga die begleitende T-Zell-Toxizität, die sich insbesondere in einem nachhaltigen Abfall der T4-Helferzellen niederschlägt. Es wurden daher Befürchtungen über eine erhöhte Rate infektiöser Komplikationen, besonders hinsichtlich atypischer Erreger und Pilzinfektionen, geäußert [19]. Über prophylaktische antimikrobielle Maßnahmen im Rahmen einer Therapie mit Nukleosidanaloga herrscht jedoch derzeit keine einhellige Meinung.

Hochdosistherapien mit Knochenmark-/Stammzelltransplantation

Wenngleich mit verschiedenen Therapieregimen bei niedrigmalignen NHL (ausgenommen CLL) komplette Remissionsraten bis zu 80% erzielt werden können [20], kann mit den herkömmlichen Schemata offensichtlich kein Plateau bezüglich des krankheitsfreien Überlebens, d.h. keine definitive Heilung, erreicht werden [21] (Abb. 3). Dies veranlaßte zahlreiche Arbeitsgruppen, nach Erreichen einer kompletten Remission eine Hochdosistherapie mit nachfolgender autologer Knochenmarktransplantation (KMT) oder peripherer Blutstammzelltransplantation (PBSCT) durchzuführen. Mit diesem Vorgehen wurde erstmals innerhalb einer beachtlich langen Beobachtungszeit von über 8 Jahren sowohl bezüglich des Überlebens als auch bezüglich der Krankheitsfreiheit ein Plateau auf hohem Niveau erzielt (Abb. 4). Dies scheint sowohl für Patienten in erster als auch in zweiter kompletter Remission zu gelten [22].

Trotz der Fortschritte in der supportiven Therapie, insbesondere auch durch den Einsatz hämatopoetischer Wachstumsfaktoren, bleibt die autologe KMT bzw. autologe PBSCT ein risikoreicher Eingriff, der zunächst jüngeren Patienten (<60 Jahre) vorbehalten ist.

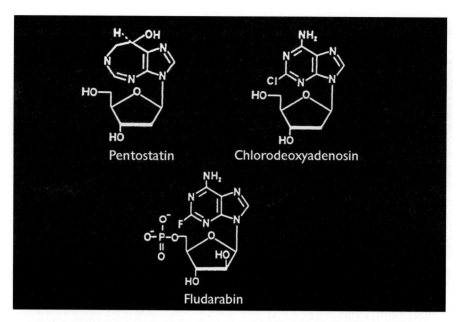

Abb. 2. Molekülstruktur der Nukleosidanaloga DCF (Pentostatin), Fludara (Fludarabin) und 2-CDA (Chlorodeoxyadenosin).

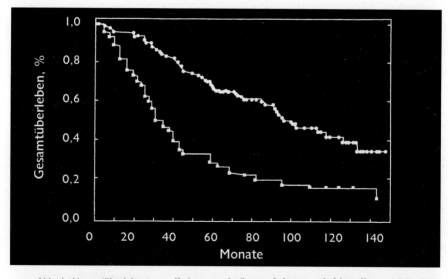

Abb. 3. Gesamtüberleben von Patienten mit fortgeschrittenen niedrigmalignen NHL [18]. ● = Gesamtüberleben (96 Patienten, 48 Therapieversager); ■ = Überleben ohne Progreß (96 Patienten, 80 Therapieversager).

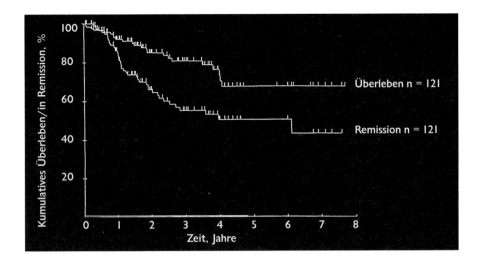

Abb. 4. Überleben von Patienten mit follikulären NHL nach Hochdosistherapie und autologer Knochenmarktransplantation [19].

Eine weitere Verbesserung der Therapieergebnisse erhofft man sich von Ex-vivo-Reinigungsverfahren («Purging») des Knochenmarks, doch kann hierzu noch nicht abschließend Stellung bezogen werden.

Ergänzend könnte eine IFN-α-Erhaltungstherapie nach vorangegangener autologer KMT/PBSCT zur Kontrolle einer minimalen Resterkrankung künftig an Bedeutung gewinnen.

Auch bei der CLL sind Hochdosistherapien mit autologer KMT/PBSCT zur Konsolidierung einer kompletten Remission möglich geworden, nachdem die Nukleosidanaloga bei einem Teil der Patienten die Resttumormasse bis unter die Nachweisgrenze der zur Zeit verfügbaren molekulargenetischen Nachweismethoden reduzieren. Allerdings läßt die präliminäre Datenlage noch keine Beurteilung dieser Therapieoptionen zu.

Zusammenfassung

Bisher hatte nur die Strahlentherapie in frühen lokalisierten Stadien niedrigmaligner NHL einen kurativen Ansatz geboten. Die Entwicklung der Nukleosidanaloga eröffnet nun auch die Möglichkeit, in fortgeschrittenen disseminierten Stadien langanhaltende komplette Remissionen zu erzielen. Durch die Nachschaltung einer immunmodulatorischen Erhaltungstherapie mit IFN-α oder einer hochdosierten Konsolidierungstherapie mit autologer KMT/PBSCT könnte künftig ein erweiterter Patientenkreis mit kurativem Anspruch behandelt werden. Von entscheidender Bedeutung wird dabei die Definition und Auswahl der Patientengruppen sein, die am ehesten von einer solchen erweiterten und intensivierten Therapie profitieren werden. Neben dem Alter und Allgemeinzustand des Patienten müssen daher auch krankheitsspezifische Risikofaktoren mit in Betracht gezogen werden.

Folgende therapeutische Szenarien bedürfen noch der Überprüfung im Rahmen randomisierter Studien:

1. Nukleosidanaloga als First-line-Therapeutika,
2. IFN-α zur Stabilisierung einer partiellen oder kompletten Remission,
3. Hochdosistherapien mit autologer KMT/PBSCT zur Konsolidierung einer kompletten Remission und zur Verbesserung einer partiellen Remission.

Nach Jahren der Stagnation sind Fortschritte in der Therapie niedrigmaligner NHL und CLL heute unverkennbar. Die Etablierung neuer Therapiemodalitäten läßt ein verbessertes krankheitsfreies Überleben auch bei initial fortgeschrittenen Stadien der Erkrankung für einen Teil der Patienten erhoffen.

Literatur

1 Queseda JR, Reuben J, Mannig JT, et al: Alpha interferon for induction of remission in hairy-cell leukemia. N Engl J Med 1984;310:15.
2 Foon KA, Bottino GC, Abrams PG, et al: Phase II trial of interferon in advanced chronic lymphocytic leukemia. Am J Med 1985;78:216.
3 O'Connell MJ, Colgan MM, et al: Clinical trial of recombinant leucocyte A interferon as initial therapy for favorable histology non-Hodgkin's lymphomas and chronic lymphocytic leukemia. J Clin Oncol 1986;4:128.
4 Ziegler-Heitbrock HWL, Schlag R, Flieger D, Thiel E: Favorable response of early stage B-CLL patients to treatment with IFN-alpha 2. Blood 1989; 73:1426.
5 Montserrat E: The treatment of non-Hodgkin's lymphomas. Med Clin Barc 1990;95:743.
6 Rozman C, Hernandes-Nieto L, Montserrat E, Brugues R: Prognostic significance of bone marrow patterns in chronic lymphocytic leukemia. Br J Haematol 1989;47:529.
7 Montserrat E, Sanchez-Bisono J, Vinolas N, Bozman VC: Lymphocyte doubling time in chronic lymphocytic leukemia. Br J Haematol 1986;62:567.
8 Källander CFR, Simonsson B, Hagberg H, Gronowitz JS: Serum deoxythymidine kinase gives prognostic information in chronic lymphocytic leukemia. Cancer 1984;54:2450.
9 Knauf WU, Ehlers B, Mohr B, Thiel E, et al: Prognostic impact of the serum levels of soluble CD23 in B cell chronic lymphocytic leukemia. Blood 1997; 89:4241.
10 Knauf W, Knuutila S, Zeigmeister B, Thiel E: Trisomy 12 in B-cell chronic lymphocytic leukemia detected by in situ hybridization: Correlation with advanced stage disease and refractoriness to treatment. Leuk. Lymphoma 1995; 19; 289.
11 Knauf W, Langenmaier I, Nerl C, Dietzfelbinger, et al: Interferon-apha 2b for early phase chronic lymphocytic leukemia with high risk for progression - first results of a randomized multicenter AIO-study. Onkologie 1992;15:55.

12 Langenmayer I, Nerl C, Knauf WU, Dempster S, et al: Interferon-alpha 2b (IFN α) for early phase chronic lymphocytic leukaemia with high risk for disease progression - results of a randomized multicenter study. Br J Haematol 1996; 94:362.
13 Solal-Celigny PH, Lepage E, Brousse N, et al: A concomitant treatment with interferon alpha and a doxorubicin-containing regimen improves survival in high-tumor burden follicular non-Hodgkin's lymphomas. 5th Int Conf on Malignant Lymphoma, Lugano, 1993.
14 Hagenbeek A, Carde P, Somers R, Thomas J, et al: On the influence of human recombinant alpha-2 interferon (Roferon A) on remission duration in patients with stages III and IV low grade malignant non-Hodgkin's lymphoma, 5th Int Conf on Malignant Lymphoma, Lugano, 1993.
15 Saven A, Piro LD: Treatment of hairy cell leukemia. Blood 1992;79:1111.
16 Dielmann RO, Mick R, Mc Intyre OR: Pentostatin in chronic lymphocytic leukemia-phase II trial of cancer and leukemia group B. J Clin Oncol 1989;7:433.
17 Keating MJ, Kantarjian H, Talpaz M, et al: Fludarabine: A new agent with major activity against chronic lymphocytic leukemia. Blood 1989;74:12.
18 Mitterbauer M, Hilgenfeld E, Wilfiung A, Jäger U, Knauf WU: Is there a place for 2-CDA in treatment of B-CLL? Leukemia 1997; 11:35 (suppl.2)
19 Szelenyi H, Foss HD, Kreuser ED, Knauf WU, Thiel E: Fatal mucor pneumonia after treatment with 2-chlorodeoxyadenosine for non-Hodgkin's lymphoma. Ann Hematol 1996;3:145
20 Portlock CS: Management of the low-grade non-Hogdkin's lymphomas. Sem Oncol 1990;175:51.
21 Romaguera JE: Can we identify patients with low grade lymphoma for frontline ABMT? Leuk Lymphoma 1993;10:9.
22 Rohatiner AZHS, Freedmann A, Nadler L, et al: Myeloablative therapy with autologous bone marrow transplantation as consolidation therapy for follicular lymphoma. Ann Oncol 1994;6 (suppl 2):143.

Prof. Dr. Eckhard Thiel, Medizinische Klinik III, Hämatologie, Onkologie & Transfusionsmedizin, Freie Universität Berlin, Universitätsklinikum Benjamin Franklin, Hindenburgdamm 30, D–12200 Berlin (Deutschland)

Diehl V, Schlag R, Thiel E (Hrsg): Morbus Hodgkin und Non-Hodgkin-Lymphome.
2., überarbeitete Auflage. Basel, Karger, 1998, pp 66–73

Neue Entwicklungen in der Therapie hochmaligner Non-Hodgkin-Lymphome

Heinrich H. Gerhartz

Medizinische Klinik III, Klinikum Großhadern, München

Einleitung

Hochmaligne Non-Hodgkin-Lymphome (NHL) führten wegen ihrer primär starken Ausbreitungstendenz früher meist rasch zum Tode. Erst durch die Einführung des Adriamycins gelang es mit dem CHOP-Schema, auch bei Patienten in fortgeschrittenen Stadien der Erkrankung Ansprechraten von 50–60% zu erzielen [1]. Leider ergaben später Langzeitbeobachtungen, daß dennoch nur 25–30% der Patienten 10 Jahre überlebten [2], ein enttäuschender Befund, der auch den Erfahrungen im Münchner Patientengut entsprach [3].

Viele Arbeitsgruppen unternahmen deshalb den Versuch, durch Hinzufügen zusätzlicher nichtkreuzresistenter zytostatischer Substanzen die Rezidivrate zu senken. Dieses Vorgehen stützte sich auf die Theorie von Goldie und Coldman, nach der die frühzeitige Elimination resistenter Subklone maligner Zellpopulationen deren endgültige Eradikation bewirken könnte [4]. In monozentrischen Studien schien diese Rechnung aufzugehen: Eine Arbeitsgruppe in Vancouver erzielte Vollremissionen (CR) in etwa 80% der Fälle und 3-Jahres-Überlebensraten in ähnlicher Höhe durch die ergänzende Gabe von Prokarbazin und Bleomycin (COP-BLAM-Schema) [5]. Auch in unserem Patientengut sahen die Ergebnisse ähnlich günstig aus [3]. Andere Gruppen setzten auf den sequentiellen Einsatz unterschiedlicher Regime unter Berücksichtigung des individuellen Ansprechens (sogenannte Flexi-Therapie mit ProMACE-MOPP) [6] und hatten ähnliche Erfolge. Ein weiteres Prinzip bestand in dem Versuch, durch eine zeitlich eng gestaffelte Intensivtherapie aus 6 Substanzen die Lymphome zu beseitigen (MACOP-B-Schema) [7]. Trotz aller positiven Erwartungen aus den Pilotstudien waren die Resultate großer randomisierter Studien mit CHOP als Kontrollarm aber äußerst enttäuschend: Eine australische Multizenter-Studie zeigte mit MACOP-B die gleichen schlechten Überlebensraten wie mit CHOP [8]. Ähnliches ergab der Vergleich von CHOP mit dem m-BACOD-Schema [9]. Eine übergreifende Studie mit etwa 1000 Patienten in den USA lieferte das gleiche enttäuschende Resultat: keinerlei Verbesserung der Überlebensrate durch MACOP-B, ProMACE-MOPP oder CytA BOM im Vergleich zu CHOP trotz oder wegen erhöhter Toxizität des intensivierten Protokolls [10].

Dabei hatten retrospektive Analysen einarmiger Studien angedeutet, daß eine hohe Dosisintensität (d.h. gegebene Dosis pro Zeit = DI) mit hohen Responseraten und verbesserter Überlebenszeit assoziiert sein würde [11–13].

Letztendlich zeigt eine Metaanalyse aus vielen Studien mit anthrazyklinhaltigen Protokollen, daß die Prognose von NHL überwiegend durch intrinsische Faktoren bestimmt wird, nämlich Alter, Lactatdehydrogenase-(LDH-)Spiegel im Serum, den Allgemeinzustand (Karnowsky-Performance-Status) und das Stadium (I–II besser als III–IV). Dies war schon aus Einzelstudien bekannt. Eine interessante Erkenntnis der Metaanalyse bestand aber darin, daß NHL-Patienten auch nach vielen Jahren der CR noch ein etwa 5fach erhöhtes Todesrisiko aufweisen [14].

Einige Arbeitsgruppen gingen noch weiter in der Therapieintensivierung. Sie verglichen die autologe Knochenmarktransplantation (AKMT) mit 3 Zyklen Chemotherapie als Konsolidierungsbehandlung von Patienten, die nach 3 Zyklen der initialen Chemotherapie in CR oder Teilremission (PR) waren. Die vorläufigen Daten dieser Studien zeigen, daß auch die AKMT nicht überlegen ist, und zwar weder im Vergleich zu intensiver Chemotherapie [15] noch im Vergleich zu CHOP [16].

Eine andere Möglichkeit, die Chemotherapie zu beeinflussen, ergab sich durch den Einsatz hämatopoetischer Wachstumsfaktoren, denn die häufigste Ursache für Dosisreduktionen oder Intervallverlängerungen bei der Chemotherapie der NHL ist die Neutropenie. In diesem Zusammenhang liegen 2 kontrollierte Studien vor: Eine Arbeitsgruppe aus Manchester setzte Granulozytenkolonie-stimulierenden Faktor (rhG-CSF) in Verbindung mit dem VAPEC-B-Schema ein. Ähnlich wie beim MACOP-B wurde versucht, Patienten in relativ kurzer Zeit durch eine hochdosierte Chemotherapie mit 6 Substanzen zu schleusen. Der rhG-CSF wurde dabei teilweise gleichzeitig mit der Chemotherapie appliziert, zusätzlich wurden wegen der zu erwartenden Neutropenie systemische Antibiotika gegeben. Bei insgesamt 80 Patienten (überwiegend jüngere und in eher niedrigen Stadien) zeigte sich, daß die Neutropenie durch rhG-CSF verhindert werden konnte [17]. Allerdings war die Zahl von Sepsiserkrankungen nicht wesentlich vermindert und der Anteil von Patienten mit Mukositis sogar erhöht. Die DI im rhG-CSF-Arm war um 15% höher, Ansprech- und Überlebensraten lagen gleich hoch (bei relativ kurzer Nachbeobachtungszeit) [17].

Eine andere Studie wurde mit Granulozyten-Makrophagen-koloniestimulierendem Faktor (rhGM-CSF) von der Münchner Lymphomgruppe vorgestellt [18]. Dabei wurden 172 Patienten in einer plazebokontrollierten Doppelblindstudie behandelt. Der rhGM-CSF wurde als konstante Dosis von 400 µg für 7 Tage subkutan (ambulant) im

Tab. 1. Sekundäre Endpunkte der COP-BLAM/GM-CSF-Studie

	rhGM-CSF (n=59)	Plazebo (n=66)	p-Wert
Patienten mit Fieber	24 (41%)	37 (56%)	0,09*
Mittlere Fiebertage 38,5 °C	2,1	4,0	0,04
Patienten mit i.v. Antibiotika	15 (25%)	29 (44%)	0,03*
Mittelwert der Antibiotikatherapie, Tage	3,2	8,0	0,02
Patienten mit infektbedingter Hospitalisierung	12 (20%)	26 (39%)	0,02*
Tage im Krankenhaus wegen Infektes	3,5	8,0	0,01

rh GM-CSF = Granulozytenkolonie-stimulierender Faktor.
* Chi-Quadrat-Test; Wilcoxon-rank-sum-Test.

Anschluß an die Chemotherapie (ein modifiziertes COP-BLAM-Schema) gespritzt. Da rhGM-CSF manchmal wegen Nebenwirkungen (überwiegend Hautreaktionen) abgesetzt wurde, waren nur 137 Patienten auswertbar. Die Leukozytenwerte wurden durch rhGM-CSF signifikant erhöht (28 Infektionen des Schweregrades II–IV im aktiven Arm versus 69 derartiger Infektionen im Plazebokontrollarm, p = 0,02). Dies äußerte sich auch in einer deutlichen Verminderung der i.v. Antibiotikabehandlungen und infektionsbedingten Krankenhausaufenthalten von 8 auf 3 Tage (p = 0,02, Tab. 1). Bemerkenswert war die Analyse der Ansprechraten: Während die CR-Rate in der Gesamtgruppe etwa gleich war (72 vs. 62%, p = 0,21) wiesen Hochrisikopatienten (mit hohem LDH-Serumspiegel oder großen Lymphknoten) eine signifikant bessere Ansprechrate auf (69 vs. 49% in CR, Tab. 2). Es lag nahe, für diese Unterschiede eine erhöhte DI der Chemotherapie im rhGM-CSF-Arm anzunehmen. Die Kalkulation der gegebenen Dosen zeigte jedoch, daß beide Gruppen die volle Dosis erhalten hatten – lediglich die Zeitintervalle waren im rhGM-CSF-Arm etwas besser eingehalten worden. Die deutlich erhöhte CR-Rate könnte demnach auf einen eigenen antitumorösen Effekt der rhGM-CSF hinweisen.

Leider zeigten die Verlaufsuntersuchungen, daß die verbesserte CR-Rate keineswegs mit Verbesserungen der Überlebenszeit gekoppelt war. Während beide Therapiearme exzellente Resultate aufwiesen, waren die Ergebnisse im Plazeboarm tendenziell eher günstiger (p = 0,09). Dies erschien in Anbetracht des signifikant schnelleren und besseren Ansprechens der rhGM-CSF-Patienten völlig unplausibel, und man muß weitere kontrollierte Studien zur Wachstumsfaktorprophylaxe bei NHL fordern, bevor ihr Einsatz generell empfohlen werden kann.

Diese verwirrenden Befunde veranlaßten uns, die Bedeutung der chemotherapeutischen DI zu prüfen, und zwar an einem vorhandenen Kollektiv aus 531 Patienten, die vor Verfügbarkeit der hämatopoetischen Faktoren im Rahmen einer großen Multizen-

Tab. 2. Ansprechraten der COP-BLAM/GM-CSF-Studie

	Alle Patienten				Low-risk-Patienten				High-risk-Patienten			
	rhGM-CSF (n=64)		Plazebo (n=73)		rhGM-CSF (n=19)		Plazebo (n=21)		rhGM-CSF (n=45)		Plazebo (n=52)	
	n	%	n	%	n	%	n	%	n	%	n	%
Komplette Remission	46	72*	45	62*	15	79**	20	95**	31	69***	25	48***
Partialremission	8	13	14	19	2	11	0		6	13	14	27
Progression	9	14	12	16	1	5	1	5	8	18	11	21
Tod vor 1. Restaging	1	2	2	3	1	5	0		0		2	4

* p = 0,21.
** p = 0,12.
*** p = 0,04.

Tab. 3. Patientencharakteristika der Dosisintensitätsanalyse im COP-BLAM/IMVP-16-Protokoll

Parameter	Alle Patienten	Dosisintensität			
		≥ 90	75–89	50–74	< 50
Fallzahl	531	203	191	115	22
Absolute Dosis, %*	95,2	99,3	93,9	87,1	71,4
Mittlere Intervalle, Tage	25,6	22,1	25,3	30,3	34,7
Dosisintensitätsscore*	85,3	96,5	83,1	68,0	44,1
Zahl der Zyklen, Mittelwert	6,0	5,7	6,3	6,0	6,7
Alter, Jahre*	56	52	55	60	60
Laktatdehydrogenase, U/l*	246	243	239	257	283
Extranodale Stadien, %	66	65	68	64	55
Lymphknoten > 10 cm, %	32	32	33	26	47
B-Symptome, %	52	49	49	57	73
Karnofsky-Index*	90	90	90	90	80
Stadium II, %	35,6	39,4	34,0	31,3	36,4
Stadium III, %	23,2	21,7	21,5	25,2	40,9
Stadium IV, %	41,2	38,9	44,5	43,5	22,7
Frühansprecher, %	65	64	65	66	71
CR-Rate (alle CR), %	69	67	72	72	64
CR beim 2. Restaging, n/%	304/57	119/59	109/57	67/58	9/41
Toxische Todesrate, %	4	5,4	3,7	1,7	4,5

CR = Komplette Remission.
* Median.

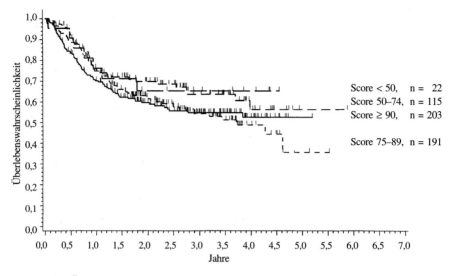

Abb. 1. Überlebenszeit der verschiedenen Dosisintensitätsgruppen der COP-BLAM/IMVP-16-behandelten Non-Hodgkin-Lymphom-Patienten.

ter-Studie an 86 Institutionen mit dem COP-BLAM/IMVP-16-Sequentialprotokoll behandelt worden waren [19]. Wir errechneten nach der Methode von Hryniuk und Bush [20] die gegebene DI und definierten prospektiv die DI-Gruppen: > 90% (maximale DI); 75–89% (gute DI); 50–74% (mäßige DI) und < 50% (schlechte DI). Tabelle 3 zeigt die Patientencharakteristika, und zwar für das Gesamtkollektiv sowie für die oben genannten DI-Gruppen. Bemerkenswert war, daß 71% aller Patienten (394) eine maximale oder gute DI aufwiesen – das Schema kann daher als gut verträglich angesehen werden. Immerhin 115 Patienten wiesen eine nur mäßige DI auf, bei wenigen (22 Fälle) war die DI unbefriedigend. Dennoch ergaben sich bei den CR-Raten keine wesentlichen Unterschiede. Betrachtete man die Überlebenswahrscheinlichkeit im Kaplan-Meier-Verfahren, so ergab sich ein erstaunliches Bild (Abb. 1): Die Gruppe mit moderater DI zeigte tendenziell bessere Ergebnisse (univariat keine signifikanten Unterschiede)! Wirklich aussagekräftig konnte der Einfluß der DI allerdings nur durch sogenannte Multivarianzanalysen nach dem Cox-Modell geklärt werden. Diese ergaben, daß es 3 hochsignifikante Einflußgrößen für die Überlebenszeit gab: Alter, LDH-Serumspiegel und Performance-Status. Darüber hinaus war nur ein einziger Parameter noch signifikant, nämlich eine moderate DI ($p = 0,037$). In weiteren Multivarianzanalysen stellte sich heraus, daß es weniger die absolute Dosis war, sondern mehr die Verlängerung der Zeitintervalle zwischen den Chemotherapiekursen (> 24 Tage/Kurs), die sich prognostisch günstig auswirkte [21].

	RANDOMISATION	
COP-BLAM		IEVM
ohne GM-CSF/mit GM-CSF		ohne GM-CSF/mit GM-CSF
3×		3×
Restaging 1		Restaging 1
CR, PR	NC-PRO-	CR, PR
	Salvage-Chemotherapie	
3×		3×
Restaging 2		Restaging 2
	initiales Stadium II	
	IF-RT erlaubt	
Nachsorge		Nachsorge

Abb. 2. Vergleich des IEVM-Schemas mit dem COP-BLAM-Schema.

Diese überraschenden Ergebnisse ließen nun auch die Resultate der Studie mit rhGM-CSF [19] plausibler erscheinen. Eine Verkürzung der Intervalle, die durch hämatopoetische Wachstumsfaktoren ermöglicht wird, ist wahrscheinlich keineswegs günstig, sondern – im Gegenteil – ungünstig für die Überlebenswahrscheinlichkeit!

Aufgaben künftiger Studien muß es demnach sein, den Einsatz hämatopoetischer Faktoren kontrolliert weiter zu prüfen, wobei der prophylaktische Einsatz mit dem interventionellen Einsatz bei schweren Infekten und Neutropenie verglichen werden sollte. In letzterer Situation können diese Faktoren lebensrettend wirken und sollten deshalb auch eingesetzt werden [22].

Wo aber ergeben sich nun Ansätze für eine Verbesserung der Langzeitresultate? In Anbetracht der oben genannten Befunde erschien uns die Dosiseskalation wenig attraktiv. Aussichtsreicher könnte die Kombination neuer synergistischer Substanzen sein. Ifosfamid (Ifo) ist eine Substanz, die auch bei resistenten Tumoren noch wirksam ist [23]. Zudem wirkt sie synergistisch mit Anthrazyklinen, wobei als Mechanismus eine Verminderung intrazellulärer Glutathionspiegel in Frage kommen könnte [24]. Auf der Basis dieser Überlegungen haben wir im Rahmen einer Pilotstudie das IEV-Schema zusammengestellt (Ifo, Epirubicin und VP-16) und bei Patienten mit Rezidivlymphomen eingesetzt [25]. Die guten Ergebnisse ermutigten uns zu einer Pilotstudie bei nicht vorbehandelten Patienten, wobei noch zusätzlich Methotrexat (MTX) gegeben wurde (IEVM) [26]. Die Infektrate in 122 derartigen Kursen betrug nur 26%, obwohl alle Patienten eine etwa 6tägige Neutropenie durchmachten [26]. Ein weiterer Vorteil eines solchen Schemas besteht darin, daß wegen der nur 3tägigen Chemotherapie Wachstumsfaktoren früher und länger eingesetzt werden können, ein

Umstand, der für eine mögliche antitumorale Aktivität wichtig sein könnte. Die bisherigen Erfahrungen rechtfertigen einen gründlichen Vergleich, der selbstverständlich nur im randomisierten Studiendesign erfolgen kann. Die Münchner Lymphomgruppe hat deshalb beschlossen, eine neue Studie aufzulegen, die das IEVM-Schema mit dem COP-BLAM-Schema vergleicht. In beiden Therapiearmen werden Patienten hälftig rhGM-CSF prophylaktisch oder nur interventionell (bei antibiotikaresistentem Infekt) erhalten (Abb. 2). Ein derartiges «faktorielles design» wird die Beantwortung mehrerer Fragen ermöglichen:
– Hat eines der beiden Chemotherapieregime Vorteile?
– Besteht ein antitumoraler Effekt des rhGM-CSF?
– Ist der prophylaktische oder der interventionelle Einsatz von rhGM-CSF als antiinfektives Prinzip kosteneffektiver?

Da voraussichtlich über 330 Patienten erforderlich sind, ist eine multizentrische Studie geplant, die für die Teilnahme weiterer interessierter Institutionen offen ist.

Zusammenfassung

Mit Standardchemotherapieschemata kann nur ein Drittel der Patienten mit hochmalignen Non-Hodgkin-Lymphomen gerettet werden. Daran ließ sich auch durch Einsatz von hochintensiven Protokollen und/oder der autologen Knochenmarktransplantation nichts ändern. Dosisintensitätsuntersuchungen ergaben vielmehr, daß ausreichende Zeitintervalle zwischen den Chemotherapiekursen wichtig sind. Dringend in neuen Studien zu klärende Fragen sind Synergieeffekte neuerer Substanzen in Protokollen von kurzer Dauer und ausreichender Erholungszeit, mögliche antitumorale Wirkung der Zytokine sowie die Frage, ob für den antiinfektiösen Effekt der interventionelle Einsatz ausreichend ist.

Literatur

1 McKelvy EM, Gottlieb JA, Wilson HE, et al: Hydroxyldaunomycin (adriamycin) combination chemotherapy in malignant lymphoma. Cancer 1976;38:1484–1493.
2 Coltman CA, Dahlberg S, Jones SE, et al: CHOP is curative in thirty percent of patients with large cell lymphoma: A twelve year Southwest Oncology Group follow-up; in Skarin AT (ed): Advances in Cancer Chemotherapy. New York, Park Row, 1986, pp 71–78.
3 Gerhartz HH, Thiel E, Brittinger G, et al: German-Austrian multicenter trial for aggressive non-Hodgkin's lymphomas: COP-BLAM/IMVP-16 chemotherapy with randomized adjuvant radiotherapy. Blut 1988;56:139–142.
4 Goldie JH, Coldman AJ: A mathematical model for relating the drug sensitivity of tumors to their spontaneous mutation rate. Cancer Treat Rep 1979;63:1727–1733.
5 Laurence J, Coleman M, Allen SL, et al: Combination chemotherapy of advances diffuse histiocytic lymphoma with the six-drug COP-BLAM regimen. Ann Int Med 1982;97:190–195.
6 Fischer RI, et al: Diffuse aggressive lymphomas: Increased survival after alternating flexible sequences of ProMACE and MOPP chemotherapy. Ann Intern Med 1983;98:304–309.

7 Klimo P, et al: MACOP-B chemotherapy for the treatment of diffuse large cell lymphoma. Ann Intern Med 1985;102:596–602.
8 Cooper IA, Wolf MM, Robertson TI, et al: Randomized comparison of MACOP-B and CHOP in patients with intermediate-grade non-Hodgkin's lymphoma. J Clin Oncol 1994;12:769–778.
9 Gordon LI, Harrington D, Andersen J, et al: Comparison of a second-generation combination chemotherapeutic regimen (m-BACOD) with a standard regimen (CHOP) for advanced diffuse non-Hodgkin's lymphoma. N Engl J Med 1992;327:1342–1349.
10 Fisher RI, Gaynor E, Dahlberg S, et al: Comparison of a standard regimen (CHOP) with three intensive chemotherapy regimens for advanced non-Hodgkin's lymphoma. N Engl J Med 1993;328:1002–1006.
11 Kwak LW, Halpern J, Olshen RA, et al: Prognostic significance of actual dose intensity in diffuse large-cell lymphoma: Results of a tree-structured survival analysis. J Clin Oncol 1990;8:963–977.
12 Vitolo U, Bertini M, Brusamolino E, et al: MACOP-B treatment in diffuse large-cell lymphoma: Identification of prognostic groups in an Italian multicenter study. J Clin Oncol 1992;10:219–227.
13 Lepage E, Gisselbrecht C, Haioun C, et al: Prognostic significance of received relative dose intensity in non-Hodgkin's lymphoma patients: Application to LNH-87 protocol. Ann Oncol 1993;4:651–656.
14 Shipp M, Harrington D, Anderson JR, et al: A predictive model for aggressive non-Hodgkin's lymphoma: The international NHL prognostic factors project. N Engl J Med 1993;329:987–994.
15 Haioun C, Lepage E, Gisselbrecht C, et al: Autologous bone marrow transplantation (ABMT) versus sequential chemotherapy in first complete remission aggressive non-Hodgkin's lymphoma: 1st interim analysis of 370 patients (LNH87 protocol). Proc Am Soc Clin Oncol 1992;11:316.
16 Hagenbeek A, Verdonck L, Sonneveld P, et al: CHOP chemotherapy versus autologous bone marrow transplantation in slowly responding patients with intermediate and high grade malignant non-Hodgkin's lymphoma. Results from a prospective randomized phase III clinical trial in 294 patients (abstract). Blood 1993;82 (suppl 1):332a.
17 Pettengell R, Gurney H, Radford JA, et al: Granulocyte colony-stimulating factor to prevent dose-limiting neutropenia in non-Hodgkin's lymphoma: A randomized controlled trial. Blood 1992;80:1430–1436.
18 Gerhartz HH, Engelhard M, Meusers P, et al: Randomized, double-blind, placebo-controlled, phase III study of recombinant human granulocyte-macrophage colony-stimulating factor as adjunct to induction treatment of high-grade malignant non-Hodgkin's lymphomas. Blood 1993;82:2329–2339.
19 Gerhartz HH, Thiel E, Brittinger G, et al: German-Austrian multicenter trial for aggressive non-Hodgkin's lymphomas: COP-BLAM/IMVP-16 chemotherapy with randomized adjuvant radiotherapy. Blut 1988;56:139–142.
20 Hryniuk W, Bush H: The importance of dose intensity in chemotherapy of metastatic breast cancer. J Clin Oncol 1984;2:1281–1288.
21 Gerhartz HH, Wilmanns W, Aydemir Ü, et al: A dose intensity (DI) and risk factor analysis of 574 patients treated with COP-BLAM/IMVP-16 for high-grade malignant non-Hodgkin's lymphomas (NHL) (abstract 1228). Proc Am Soc Clin Oncol 1993;12:363.
22 Gerhartz HH, Stern AC, Wolf-Hornung B, et al: Intervention treatment of established neutropenia with human recombinant granulocyte-macrophage colony-stimulating factor (rhGM-CSF) in patients undergoing cancer chemotherapy. Leuk Res 1993;17:175–185.
23 Cabanillas F, Velasques WS, McLaughlin P, et al: Results of recent salvage chemotherapy regimens for lymphoma and Hodgkin's disease. Sem Hematol 1988;25:47–50.
24 Lind MJ, McGown AT, Hadfield JA, et al: The effect of ifosfamide and its metabolites on intracellular glutathione levels in vitro and in vivo. Biochem Pharmacol 1989;38:1835–1840.
25 Gerhartz HH, Walther J, Bunica O, et al: Clinical-, hematological- and cytokine-response to interleukin-3 (IL-3) supported chemotherapy in resistant lymphomas: A phase II study (abstract 1123). Proc Am Soc Clin Oncol 1992;11:329.
26 Walther J, Wilmanns W, Gerhartz HH: IEVM chemotherapy with rhGM-CSF support for aggressive non-Hodgkin's lymphomas: A pilot study. Ann Hematol 1993;66:135–137.

Prof. Dr. med. H. H. Gerhartz, Klinikum Großhadern, Medizinische Klinik III, Marchioninistraße 15, D-81312 München (Deutschland)

Diehl V, Schlag R, Thiel E (Hrsg): Morbus Hodgkin und Non-Hodgkin-Lymphome.
2., überarbeitete Auflage. Basel, Karger, 1998, pp 74–86

Klinische Charakteristika und Therapiestrategien bei Mukosa-assoziierten Lymphomen des Gastrointestinaltrakts (MALT)

Erhard Hiller

Medizinische Klinik III der Ludwig-Maximilians-Universität,
Klinikum Großhadern, München

Einleitung

Obwohl die gesunde Magenschleimhaut kein lymphatisches Gewebe enthält, ist der Magen der häufigste Entstehungsort primär extranodaler maligner Lymphome. Über die Inzidenz gibt es unterschiedliche Angaben, da nicht immer die primären Magenlymphome von den sekundären, den Magen befallenen nodalen Lymphomen abgetrennt werden, und darüber hinaus aufgund verbesserter diagnostischer Möglichkeiten in den letzten zwei Jahrzehnten eine deutliche Zunahme der Diagnose Magenlymphome zu verzeichnen war. Man schätzt heute, daß primäre Magenlymphome 10 % aller nodaler Lymphome ausmachen, und die Inzidenz bei 10 / 1 Million Menschen/Jahr liegt [7, 21]. Seit etwa 1990 müssen sich die Kliniker dahingehend umgewöhnen, daß sie von den Pathologen nicht mehr die gewohnten histopathologischen Befunde nach der Kiel-Klassifikation, sondern in vielen Fällen eine Beschreibung histopathologischer Charakteristika nach dem MALT (Mucosa-associated lymphoid tissue)-Konzept erhalten. Das MALT-Konzept basiert auf den grundlegenden Arbeiten von Isaacson [13, 15, 17], der die gastrointestinalen Lymphome von den nodulären Lymphomen auf Grund dreier wichtiger Charakteristika abgrenzt:

MALT-Lymphome verhalten sich lange Zeit als fokale Tumoren ohne Tendenz der Dissemination, biologisch zeichnen sie sich durch das «Homing»-Verhalten aus. Daher sind diese Lymphome auch lange Zeit durch Resektion heilbar.

MALT-Lymphome weisen ein charakteristisches histomorphologisches Bild auf [13]. Konstant nachweisbare reaktive B-Zell-Follikel sind von Tumorzell-Infiltraten, die aus kleinen bis mittelgroßen lymphoiden Zellen mit einer unregelmäßigen nukleären Kontur bestehen, umgeben. Da diese Zellen Zentrozyten ähneln, werden sie auch als «centrocyte-like cells» (CCL) bezeichnet. Es gibt aber eine große zytologische Variationsbreite der CCL, die sich auf der einen Seite nur geringfügig von kleinen Lymphozyten unterscheiden, während auf der anderen Seite ein reichlich vorhandenes, sich blaß anfärbendes Zytoplasma und die ausgeprägt irregulären Kernkonturen sehr gut zu einem monozytoiden Erscheinungsbild passen [13, 15]. Die CCL dringen selektiv in epitheliale Strukturen ein und bilden charakteristische lymphoepitheliale Läsionen. In einem Teil der Fälle kommt es zur Plasmazelldifferizierung.

Das bedeutenste klinische Merkmal der MALT-Lymphome ist die klinische Indolenz. Diese Lymphome bleiben lange lokalisiert, und wenn sie disseminieren, kommt es fast ausschließlich innerhalb des Gastrointestinaltrakts bzw. anderer Gewebe mit MALT wie Waldeyerscher Rachenring, Parotis oder Lunge zum Befall. Auch lange Zeit nach eingetretener Remission treten Rezidive in der Regel in Geweben mit MALT auf. Entwicklungsgeschichtlich lassen sich die von MALT befallenen Gewebe vom Vorderdarm ableiten.

Ätiologie der MALT-Lymphome

Paradoxerweise kann es trotz des Fehlens von lymphatischem Gewebe in der Magenschleimhaut zur Entstehung von primären Magenlymphomen, vielfach vom MALT-Typ kommen. Verschiedene Autoren haben in den vergangenen drei Jahren gezeigt, daß die Entstehung von lymphatischem Gewebe im Magen fast regelhaft mit der Infektion durch *Helicobacter pylori (H.-pylori)* assoziiert war [26, 31, 32]. So fanden Wotherspoon et al. [31] bei 450 Patienten mit *H.-pylori*-assoziierter Gastritis in 125 Fällen lymphoide Follikel in der Schleimhaut. Bei 8 Patienten infiltrierten die lymphatischen Zellen das Epithel, so daß von einem MALT-Lymphom auszugehen war. Umgekehrt gelang ihnen bei 110 Patienten mit einem MALT-Lymphom in 101 Fällen, d.h. in 92%, der Nachweis von *H.-pylori* in der Magenschleimhaut. Doglioni et al. [3] beschrieben eine ungewöhnliche Häufung von primären Magenlymphomen in der im Nordosten Italiens gelegenen Stadt Feltre und verglichen die Zahlen mit drei ähnlich großen Städten Großbritanniens. Die Zahl der diagnostizierten primären Magenlymphome in Feltre lag 13mal höher als in den zum Vergleich herangezogenen englischen Städten Salisbury, Gloucester und dem Llanelli District in Wales (66 vs. 5 per 100 000 in 5 Jahren). Auch die Prävalenz von mit *H.-pylori* assoziierten Gastritiden – von 1343 Magenbiopsien des Jahres 1991 waren 87% positiv – war in Feltre extrem hoch. Aus solchen Zahlen läßt sich ableiten, daß MALT des Magens eine erworbene Antwort auf *H.-pylori*-Infektionen sein dürfte, die sozusagen eine

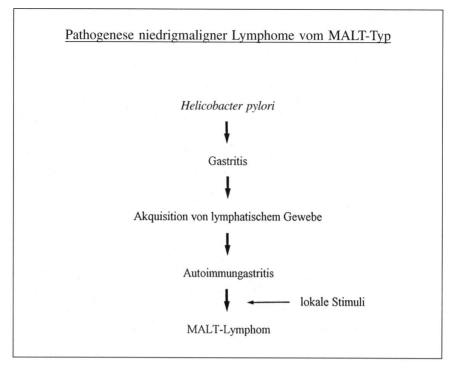

Abb. 1. Vorstellungen zur Pathogenese maligner Lymphome vom MALT-Typ.

Grundlage darstellt, auf der zusätzliche, derzeit noch nicht identifizierte Faktoren zur Wirkung kommen, die schließlich bei einer kleinen Zahl von Fällen zur Entwicklung des MALT-Lymphoms führen (Abb. 1). Eine Akkumulation von MALT wurde auch bei nicht-Helicobacter-bedingten autoimmunologischen Erkrankungen, die zu entsprechenden Schleimhaut- oder Organveränderungen führten, beobachtet, wie z.B. Sjögren-Syndrom, Hashimoto-Thyreoiditis oder chronischer Gastritis [14]. Die Faktoren, die MALT in diesen Geweben induzieren, und der Punkt, an dem es zu einer klonalen Population von B-Zellen kommt, wird gegenwärtig untersucht [14]. Die geringe Größe der Biopsate erlaubt nicht in allen Fällen die eindeutige histochemische Charakterisierung der MALT-Lymphome. Aus diesem Grunde gewinnt auch die Polymerase-Kettenreaktion (PCR) zunehmende Bedeutung. Durch die PCR können durch die Analyse des Ig-Schwerketten-Gens in routinemäßig fixiertem, Parafineingebetteten Material klonale B-Zell-Populationen nachgewiesen werden [24]. Beim Vergleich beider Methoden scheint der histologischen Diagnose mit dem Nachweis dichter, lymphoider Infiltrate in der Mucosa größere klinische Bedeutung als der PCR zuzukommen [24].

Klassifikation

Sowohl mit der Kiel-Klassifikation als auch mit den angloamerikanischen Klassifikationen blieb die Anwendung der Einteilung für primäre gastrointestinale Lymphome in vielen Fällen problematisch. Nachdem Isaacson 1984 [17] sein neues Konzept der MALT-Lymphome eingeführt und Vorschläge zur Klassifizierung vorgelegt hatte [16] schlug 1988 eine Gruppe von Pathologen der Europäischen Gesellschaft für Haemopathologie eine Einteilung für maligne Lymphome der B- und T-Zell-Reihe vor, die aus MALT entstehen (zitiert nach[2]). Zu den häufigsten Entitäten gehörten die niedrigmalignen B-Zell-Lymphome, insbesondere das Immunozytom. Die hochmalignen B-Zell-Lymphome des MALT enthielten meist zusätzliche Komponenten eines niedrigmalignen Lymphoms (Tab. 1).

Aufgrund ihrer charakteristischen Eigenschaften können heute etwa 95% aller niedrigmalignen Lymphome des Magens als MALT-Lymphome klassifiziert werden [22]. Die sogenannten «sekundär hochmalignen Lymphome» vom MALT, d.h. hochmaligne Lymphome mit Anteilen niedriger Malignität [15] machen nach Radaszkiewicz et al. [22] und Cogliatti et al. [2] etwa 34% der MALT-Lymphome aus. Es verbleiben somit primär hochmaligne Lymphome (ohne niedrigmaligne Anteile), die wegen Fehlens entsprechender morphologischer und biologischer Eigenschaften den MALT-Lymphomen nicht zugeordnet werden können. Bei diesen nicht zuzuordnenden Lymphomen handelt es sich in der Mehrzahl um zentroblastische Lymphome, in wenigen Fällen um immunoblastische, lymphoblastische und nicht näher klassifizierbare Lymphome [2, 22].

Stadieneinteilung

Da das therapeutische Vorgehen nicht nur von der histologischen Klassifizierung, sondern auch vom Ausbreitungsstadium abhängt, ist eine an das MALT-Konzept angepaßte Stadieneinteilung von Wichtigkeit. Die ursprüngliche Ann-Arbor-Einteilung, die für nodale Lymphome auch heute noch prognostische Bedeutung hat, ist bei extranodalen Lymphomen nur bedingt anwendbar. Es war das Verdienst Musshoffs, eine den gastrointestinalen Lymphomen angepaßte Modifikation vorzuschlagen, die den Besonderheiten, wie Penetrationstiefe in die Magen-Darm-Wand sowie regionalem und/oder distalem Lymphknotenbefall Rechnung trägt [20]. Diese 1977 vorgeschlagene und in Tabelle 2 aufgeführte Stadieneinteilung besitzt auch nach dem Umdenken auf MALT-Lymphome weiterhin Gültigkeit, hat aber auch therapierelevante Subklassifizierungen erfahren, welche z.B. die Abgrenzung des «Frühlymphoms» gestatten [4].

Tab. 1. Einteilung der malignen Lymphome der B- und T-Zellreihe, die aus MALT entstehen

B-Zell-Lymphome	T-Zell-Lymphome
1. Niedrigmalignes B-Zell-Lymphom des MALT	1. Enteropathie-assoziierte T-Zell-Lymphome (EATCL)
2. Hochmalignes B-Zell-Lymphom des MALT mit oder ohne Evidenz für das Vorliegen einer niedrigmalignen Komponente	2. Andere nicht-Enteropathie-assoziierte Typen
3. Mittelmeer-Typ-Lymphom (immunoproliferative Erkrankung des Dünndarmes), niedrig-, gemischt- oder hochgradig	
4. Malignes zentrozytisches Lymphom (lymphomatöse Polypose)	
5. Burkitt-Typ-Lymphome	
6. Andere Typen niedrig- oder hochmaligner Lymphome, die zu Lymphomen der peripheren Lymphknoten korrespondieren	

Tab. 2. Stadieneinteilung der Magenlymphome in Anlehnung an Musshoff [19]

E I	Lokalisierter Befall uni- oder multilokulär auf einer Seite des Zwerchfells ohne LK-Befall
E I$_1$	Lymphom beschränkt auf Mukosa und Submukosa («early lymphoma»)
E I$_2$	Lymphom überschreitet die Mukosa
E II	Lokalisierter Befall uni- oder multilokulär auf einer Seite des Zwerchfells mit LK-Befall; Wandinfiltration jeglicher Tiefe
E II$_1$	Infiltration regionaler LK
E II$_2$	Infiltration auch von nichtregionalen LK
E III	Befall des GI-Trakts und/oder der LK auf beiden Seiten des Zwerchfells
E IV	Lokalisiertes Lymphom («bulk») des GI-Traktes mit oder ohne LK-Befall, aber mit diffusem oder disseminiertem Befall von Nicht-GI-Organen oder -Geweben

LK = Lymphknoten, GI = Gastrointestinaltrakt.

Klinik der MALT-Lymphome

Primäre Magenlymphome sind Erkrankungen des mittleren und höheren Lebensalters. Bei Erkrankungsbeginn unter 18 Jahren liegt in der Regel ein lymphoblastisches Lymphom vom Burkitt-Typ vor. Eine Altersherhebung für MALT-Lymphome ergab einen Altersgipfel, der in der siebten Lebensdekade lag, wobei der jüngste Patient 25 Jahre und der älteste 82 Jahre alt war [2]. Patienten mit niedrigmalignen Lymphomen waren mit einem Durchschnittsalter von 55 Jahren jünger als die Patienten mit einer Transformation in ein hochmalignes NHL (Durchschnittsalter 64,3 Jahre).

Die klinischen Symptome sind oft uncharakteristisch, am häufigsten wird über epigastrischen Schmerz, Appetitverlust, Übelkeit und Erbrechen geklagt. Hinzu kommen gastrointestinale Blutungen, Anämie und leichte Ermüdbarkeit. Acht von 145 Patienten hatten nach Cogliatti et al. [2] B-Symptome, während Gewichtsverlust offensichtlich nicht von Bedeutung war. Die Dauer der Symptome variierte zwischen einer Woche und 6 Jahren (durchschnittlich 8,5 Monate). Bei 62 Patienten wurde die Vordiagnose eines peptischen Ulkus und bei 33 die einer chronischen Gastritis erhoben. Zwei Patienten hatten in der Vergangenheit einen M. Hodgkin. Die Laborbefund-Konstellation ist eher uncharakteristisch, bei einem Fünftel der Patienten fand man eine erhöhte Blutsenkungsgeschwindigkeit.

Diagnostik

Die Diagnostik der Magenlymphome ist eine Domäne der Endoskopie und in zunehmendem Maße auch der Endosonographie. Magenlymphome können bei der endoskopischen Betrachtung als verdickte Schleimhaut, Erosion, Ulzeration oder auch als polypöser Tumor, der optisch an ein Karzinom denken läßt, in Erscheinung treten [12, 27, 29]. Entscheidend ist die bioptische Entnahme aus möglichst vielen verdächtigen Arealen, da nicht selten aus dem Ulkuswall nur nekrotisches Gewebe oder beim submukös wachsenden Lymphom normale Schleimhaut gewonnen wird. Im letzteren Fall muß auf die Schlingenbiopsie oder Makrozange zurückgegriffen werden [6, 12]. In geübten Händen ist unter diesen Voraussetzungen mit einer Trefferquote von etwa 90% zu rechnen [29].

Die Endosonographie ist bei der Planung der therapeutischen Strategie von herausragender Bedeutung, da sie mit einer über 90%igen Treffsicherheit Aussagen zur Ausdehnung und Eindringtiefe des Lymphoms in die Magenwand machen kann [30, 33] (Abb. 2, 3). Durch die Kombination beider Methoden läßt sich wahrscheinlich die bioptische Treffsicherheit beim infiltrativ flächenhaften Wuchstyp verbessern [6].

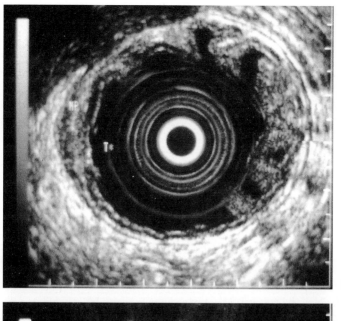

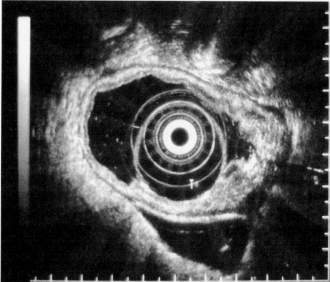

Abb. 2. Endosonographische Darstellung eines nur auf Mucosa und Submucosa begrenzten MALT-Lymphoms. T = Tumor.

Abb. 3. Endosonographische Darstellung eines MALT-Lymphoms, das die Muscularis propria erreicht (dunkle Linie, reaktiv verdickt). Hohlraum am unteren Bildrand = Gallenblase.

Tab. 3. Therapiestrategie bei Magenlymphomen in Abhängikeit vom Stadium und Malignitätsgrad

Stadien	hochmaligne	niedrigmaligne
E I$_1$	Op.+ Chemotherapie (evtl. Radiotherapie)	In den Stadien I$_1$ (und I$_2$?) von H.pylori-positiven, niedrigmalignen MALT-Lymphomen Eradizierungs-Versuch, bei Erfolglosigkeit bzw. anderen Situationen Op.
E I$_2$	Op.+ Chemotherapie	Op. + Radiotherapie
E II$_1$	Op.+ Chemotherapie	Op. + Radiotherapie
E II$_2$	Op.+ Chemotherapie	Op. + Radiotherapie
E III	Chemotherapie	Chemotherapie
E IV	Chemotherapie	(evtl. Radiotherapie)[3] Chemotherapie

[a]Chemotherapie falls symptomatisch.

Eine japanische Arbeitsgruppe plädiert bei sehr frühen, auf die Mucosa und Submucosa beschränkten Lymphomen, für die mit der herkömmlichen Biopsie keine Diagnose gestellt werden konnte, für eine endoskopische Mukosaresektion (die «strip off biopsy») [28].

Prognostische Faktoren

Wir verdanken es Radaszkiewicz et al. [22] und Cogliatti et al. [2], daß sie 244 bzw 145 Patienten mit primären Magenlymphomen retrospektiv untersuchten und die histologische Klassifizierung für Mucosa-assoziiertes lymphoides Gewebe (MALT) zur Anwendung brachten. Aus ihren Analysen lassen sich wichtige Rückschlüsse zur Prognose von MALT-Lymphomen ziehen. Mit Hilfe der Überlebensanalyse konnte eindrucksvoll gezeigt werden, daß die im Rahmen des MALT-Konzepts vorgenommene Einteilung in niedrig- und hochmaligne B-Zell-Lymphome von großer prognostischer Bedeutung war. Die Überlebenswahrscheinlichkeit nach 5 Jahren von Patienten mit niedrigmalignen MALT-Lymphomen lag nach Cogliatti [2] bei 91%, während sie bei den «sekundär hochmalignen» Lymphomen bei 73% und den primär hochmalignen Lymphomen bei 56% lag. Erwartungsgemäß waren neben der Histologie «niedrigmaligne» eine geringe Infiltrationstiefe in die Magenwand, ein niedriges Stadium und die sich daraus ergebende Möglichkeit der radikalen Resektion wichtige günstige prognostische Parameter [2] (Tab.3). Frühe Lymphome des Stadiums EI$_1$ (Histologie niedrigmaligne, geringe Infiltrationstiefe, niedriges Stadium, radikale Resektion) ergaben nach Radaszkiewicz [22] ein Fünfjahresüberleben von 90% und ein Zehnjahresüberleben von 70%. Von prognostischer Bedeutung war auch die Lokalisation in Bezug zur Resektabilität sowie der Tumordurchmesser [22]. Lymphome des Korpus oder Antrums hatten eine bessere Prognose als Lymphome im Fundusbereich oder Befall von mehr als einer anatomischen Region (2-, 5-, 10-Jahres-Überleben 70%, 57%, 55% vs. 55%, 36%, 30%). Ein Tumordurchmesser von weniger als 5 cm resultierte in 2-, 5- und 10-Jahres-Überlebenszeiten von 72%, 65% und 53%, während ein Tumordurchmesser von mehr als 5 cm in entsprechenden Überlebenszeiten von 50%, 43% und 0% resultierte. Somit verhalten sich die prognostischen Faktoren von MALT-Lymphomen des Magens in Analogie zu anderen Tumorentitäten, wenngleich die gesamte Prognose im Vergleich zu intestinalen soliden Tumoren ungleich günstiger ist.

Therapie

Wegen des insgesamt doch relativ seltenen Auftretens gastrointestinaler Lymphome sind alle Studien retrospektiv und erfassen Zeiträume bis zu 30 Jahren. Niedrig- und hochmaligne Lymphome sowie verschiedene Tumorstadien werden oft nicht voneinander abgetrennt, und da erst seit etwa 1990 in den verschiedenen Institutionen das MALT-Konzept bei der histomorphologischen Befundung zum Teil zögernd Einzug hält, kann es naturgemäß keine prospektive Therapiestudie über MALT-Lymphome geben. Wie oben erwähnt, können wir nur auf die Analyse zweier Arbeitsgruppen, die retrospektiv eine Einteilung ihrer Magenlymphome nach dem MALT-Konzept vornahmen, zurückgreifen [2, 22]. Erschwerend kommt hinzu, daß lokoregionäre NHL in der Rappaport-Klassifizierung viel häufiger hochmaligne als in der Kiel-Klassifizierung waren. Die in den 70er Jahren verabreichten Therapieschemata, wie z.B. das COP-Schema, gelten heute für hochmaligne Lymphome nicht mehr als optimal, so daß auch die Art der Polychemotherapie Vergleiche zwischen älteren und neueren Studien erschwert. Hinzu kommt, daß je nach Sicht des Therapeuten, sei er Chirurg, Strahlentherapeut oder internistischer Onkologe, der Stellenwert und die Reihenfolge von Operation, Strahlentherapie und Chemotherapie unterschiedlich diskutiert werden. Aus den genannten Gründen, erscheint es nicht sinnvoll, eine lange Übersicht aller bisher in der Literatur publizierten retrospektiven Daten, die in sich oft widersprüchlich sind, aneinanderzureihen, sondern vielmehr zu versuchen, ein konsensfähiges Konzept, basierend auf den Erfahrungen dieser etwa 30–40 Studien sowie moderener Richtlinien zur Behandlung von NHL zu erstellen.

Bei Durchsicht der Literatur kommt zum Ausdruck, daß die Mehrzahl der Autoren bei Magenlymphomen vor einer eventuellen zusätzlichen Chemo- und/oder Strahlentherapie die operative Resektion der Haupttumormasse befürwortet, selbst wenn Tumorreste an den Resektionsrändern oder in regionalen Lymphknoten belassen werden müssen [5, 9, 11, 18, 25]. Durch die operative Resektion sollen Komplikationen wie Blutungen und Perforationen, für die Raten von 43% angegeben werden, verhindert werden [18]. Darüber hinaus erlauben sie eine zuverlässiges Stadienfestlegung. Ausgedehnte Operationen, welche die Splenektomie und Netzresektion einschließen, sollten nach Möglichkeit vermieden werden, da sie die postoperative Morbidität vermehren und eine nachfolgende Zweittherapie verzögern und erschweren. Letztendlich ungeklärt ist die sehr wichtige Frage, ob bei einem in Penetrationstiefe und Ausdehnung «kleinen» NHL vom Stadium EI_1 tatsächlich eine totale Gastrektomie notwendig oder eine magenerhaltende Resektion ausreichend ist. Angesichts der ausgezeichneten Prognose befürwortet der Autor das letztere Vorgehen, definitiv beantworten läßt sich jedoch diese Frage nur durch prospektive Studien. Es gibt auch Autoren, die in fortgeschritteneren Stadien für eine primäre Chemo- und/oder Strahlentherapie plädieren und die Blutungs- und Perforationsrisiken sehr viel geringer einschätzen [11, 19, 29]. Maor et al. [19] berichten, daß sie bei 13 von 14 primär chemo- und strahlentherapierten Patienten komlikationsfreie Langzeitremissionen erzielten. Im allgemeinen sind die Fallzahlen von Studien, in denen die primäre Chemotherapie zur Anwendung kam, zu klein, um daraus weiterreichende Schlüsse ziehen zu können. Der Stellenwert der primären Polychemotherapie liegt derzeit in der Behandlung generalisierter Stadien oder inoperabler fortgeschrittener Magenlymphome als einzige mögliche und sinnvolle Maßnahme [11].

Aus den beiden vorliegenden retrospektiven Analysen zur Prognose und zum klinischen Verlauf von primären Magenlymphomen, die nach dem MALT-Konzept reklassifiziert wurden [2, 22], lassen sich aus den über die operative Resektion hinausgehenden therapeutischen Maßnahmen wegen der divergierenden Therapiestrategien keine zukunftsweisenden Schlüsse ziehen. Aus diesem Grunde können bis zum Vorliegen von Ergebnissen prospektiver Studien derzeit nur die in Tabelle 3 vorgeschlagenen empirischen Therapieempfehlungen gemacht werden.

Da über 90% der Magenlymphome vom MALT-Typ Helicobacter-assoziiert sind und sich akquiriertes MALT nach Eradizierung des *H.-pylori* vollständig zurückbilden kann, lag es nahe, auch beim manifesten MALT-Lymphom den Stellenwert der Eradifzierung von *H.-pylori* zu prüfen. In einer Reihe von Fällen wie auch in einer deutschen Multicenter-Studie zeigte sich tatsächlich, daß die Eradizierung von *H.-pylori* bei einem Teil der Patienten zur Rückbildung des MALT-Lymphoms führte [1]. Dies scheint allerdings bei fortgeschrittenen bzw. hochmalignen MALT-Lymphomen eher unwahrscheinlich zu sein. Beim derzeitigen Kenntnisstand kann folgende Empfehlung ausgesprochen werde

Niedrigmaligne, *H.-pylori*-positive MALT-Lymphome im Stadium I_1 (evtl. auch I_2) können mit Omeprazol und Amoxicillin über 2 Wochen wie folgt behandelt werden:

Omeprazol (Antra®) 2 x 20 mg p.o. präprandial
Amoxicillin (Clamoxyl®) 4 x 500 mg p.o. postprandial
Alternativ über 7 Tage:
Omeprazol (Antra®) 2 x 20 mg p.o. präprandial
Clarithromycin (Klacid®) 2 x 500 mg p.o. postprandial
Amoxicillin (Clamoxyl®) 2 x 1000 mg p.o. postprandial

Sollte sich bei gastroskopischer Kontrolle nach 4, 8 und 12 Wochen eine Regredienz und schließlich nach 6 Monaten kein Befall mehr zeigen, kann von einer Operation Abstand genommen werden und der Patient engmaschig nachbeobachtet werden. Ist es nach 6 Monaten zu keiner Rückbildung gekommen, sollte nach Tabelle 3 vorgegangen werden. Nach derzeitiger Studienlage scheint die Eradikation von *H.-pylori* bei 50–80% der Patienten mit niedrigmalignen MALT-Lymphomen zur Rückbildung der Lymphom-Manifestation zu führen. Die mediane Zeit bis zur histologischen Regression beträgt 5 Monate [1, 23, 24].

Nicht erfolgreich eradifizierte niedrigmaligne MALT-Lymphome des Stadiums EI_1 sind mit großer Wahrscheinlichkeit durch die operative Resektion kurativ behandelt und bedürfen keiner weiteren Therapiemaßnahmen. Im Stadium EI_2 sowie in den Stadien EII_1 und EII_2 sollte in Ergänzung zur Operation eine Nachbehandlung erfolgen. Da die Erfahrungen an niedrigmalignen nodalen Lymphomen uns zeigten, daß die Chemotherapie meist nur eine palliative Wirkung hat, wird die postoperative Strahlentherapie empfohlen, obwohl es bislang keine postoperativen prospektiven Studien gibt, die eine Überlegenheit der Strahlentherapie gegenüber der Chemotherapie belegen. In retrospektiven Analysen ergab sich jedoch für die nachbestrahlten Patienten gegenüber nichtbestrahlten Patienten ein deutlicher Überlebensvorteil [8, 10]. Bei allen hochmalignen MALT- und primären Lymphomen des Stadiums EI und EII wird grundsätzlich eine postoperative (adjuvante) Polychemotherapie mit einem modernen anthracyclinhaltigen Schema (z.B. CHOP, COPBLAM o.ä.) empfohlen. Bei hohem Alter oder schlechtem Allgemeinzustand kann die Chemotherapie im Stadium EI entfallen oder durch die Strahlentherapie ersetzt werden.

Bei nicht resezierbaren Tumoren wird die primäre Chemotherapie, eventuell ergänzt durch eine nachfolgende Strahlentherapie, empfohlen. Bei niedrigmalignen NHL kommt auch die alleinige Strahlentherapie in Betracht.

In den fortgeschrittenen Krankheitsstadien EIII und EIV steht die Polychemotherapie im Vordergrund, die entsprechend des Malignitätgrades zusammengesetzt sein sollte. Bei lokalen Komplikationen wie Blutung, Stenose, Schmerzen oder Inappetenz sollte zunächst die Möglichkeit einer palliativen Operation geprüft werden.

Nur prospektive Studien können uns in Zukunft eine Reihe von wichtigen Fragen zur optimalen Therapie wie z.B. Gastrektomie oder magenerhaltende Resektion, primäre Chemotherapie, Chemo-oder Strahlentherapie, adjuvante Therapie in frühen Stadien und einiges mehr beantworten. Da primäre Magenlymphome nur ein Zehntel der nodalen Lymphome ausmachen, sind monozentrische Studien in einem überschaubaren Zeitraum nicht möglich. Aus diesem Grund können nur prospektive Multicenterstudien die offenen Fragen zur optimalen Therapiestrategie beantworten. Eine von der Deutschen Krebshilfe geförderte und von der Medizinischen Poliklinik der Universität Würzburg (Leitung: Prof. Dr. W. Fischbach) ausgehende Multicenterstudie wurde am 1.2.1993 aktiviert. Am 1.10.1992 wurde auch eine Multicenterstudie zur Behandlung gastrointestinaler Lymphome im norddeutschen Raum, ausgehend von den Universitätskliniken Münster (Leitung: Dr. P. Koch) und der Universitätsklinik Göttingen (Leitung: Prof. Dr. W. Hiddemannn) begonnen.

Literatur

1. Bayerdörffer E, Neubauer A, Rudolph B, Thiede C, Lehn N, Eidt S, Stolte M: Regression of primary gastric lymphoma of mucosa-associated lymphoid tissue type after cure of Helicobacter infection. Lancet 1995;345:1591–1594
2. Cogliatti SB, Schmid U, Schumacher U, Eckert F, Hansmann ML, Hedderich J, Takahashi H, Lennert K: Primary B-Cell gastric lymphoma: a clinico-pathological study of 145 patients. Gastroenterology 1991;102:1628–1638.
3. Doglioni C, Wotherspoon AC, Moschini A, DeBoni M, Isaacson PG: High incidence of primary gastric lymphoma in northeastern Italy. Lancet 1992;339:384–385.
4. Fischbach W, Böhm S: Diagnostik primärer Magenlymphome. Dtsch med Wschr 1993;118:909–912.
5. Fischbach W, Böhm S: Therapie primärer Magenlymphome. Dtsch med Wschr 1993;913–915.
6. Fischbach W, Böhm S, Wilms K: Magenlymphome. Deutsches Ärzteblatt 1993;90:22–26.
7. Fraumeni JR jr., Hoover RN, Devesa SS, Kinlen LJ: Epidemiology of cancer; in: DeVita VT Jr., Hellman S, Rosenberg SA (eds): Cancer Principles and Practice of Oncology. Philadelphia, J.B. Lippincott Comp., 1993, pp 150–181.
8. Gospodarowicz MK, Busch RS, Brown TC, Chua T: Curability of gastrointestinal lymphoma with combined surgery and radiation. Int J Radiat Oncol Biol Phys 1983;9:3–9.
9. Haber DA: Primary gastrointestinal lymphoma. Semin Oncol 1989;15:154–169.
10. Herrmann R, Panahon AM, Barcos MP, Walsh D, Stutzman L: Gastrointestinal involvement in non-Hodgkin's lymphoma. 1980;46:215–222.
11. Hiller E, Wilmanns W: Bedeutung der Chemo- und Radiotherapie bei gastrointestinalen Lymphomen.Chirurg 1991;62:457–461.
12. Hintze RE: Endoskopische Diagnostik der gastrointestinalen Lymphome. Verdauungskrankheiten 1989;7.18–24.
13. Isaacson PG: Lymphomas of mucosa-associated lymphoid tissue (MALT). Histopathology 1990;16:617–619.
14. Isaacson PG: Pathogenesis and early lesions in extranodal lymphoma. Toxicol Lett 1993;67:237–247.
15. Isaacson PG, Spencer J: Malignant lymphoma of mucosa associated lymphoid tissue. Histopathology 1987:11:445–462.
16. Isaacsson PG, Spencer J, Wright HD: Classifying primary gut lymphomas. Lancet 1988;II:1148–1149.
17. Isaacson PG, Wright H: Extranodal malignant lymphoma arising from mucosa-associated lymphoid tissue. Cancer 1984:2515–2524.
18. List AF, Greer JP, Cousar JC, Stein RS, Johnson DH, Reynolds VH, Greco FA, Flexner JM, Hande KR: Non-Hodgkin's lymphoma of the gastrointestinal tract: An analysis of clinical and pathological features affecting outcome. J Clin Oncol 1988;6:1125–1133.
19. Maor MH, Maddux B, Osborne BB, Fuller LM, Sullivan LA, Nelson RS, Martin RG, Libshitz HI, Velasquez WS, Bennet RW: Stages IE and IIE non Hodgkin's lymphomas of the stomach. Comparison of treatment modalities. Cancer 1984;54:2330–2337.
20. Musshoff K: Klinische Stadieneinteilung der Nicht-Hodgkin-Lymphome. Strahlentherapie 1977;153:218–221.
21. Otter R, Gerrits WBJ, Sandt MMVD, Hermanns J, Willemze R: Primary extranodal and nodal Non-Hodgkin's Lymphoma. A survey of a population-based registry. Eur J Cancer Clin Oncol 1989;25:1203–1210.
22. Radaszkiewicz Th, Dragosics B, Bauer P: Gastrointestinal malignant lymphomas of the mucosa-associated lymphoid tissue. Factors relevant to prognosis. Gastroenterology 1992;102:1628–1638.
23. Roggero E, Zucca E, Pinotti G et al: Eradication of Helicobacter pylori infection in primary low-grade gastric lymphoma of mucosa associated lymphoid tissue. Ann Int Med 1995;122:767–769.

24 Salvio A, Franzin G, Wotherspoon AC, Zamboni G, Negrini R, Buffoli F, Diss TC, Pan L, Isaacson PG: Diagnosis and posttreatment follow-up of Helicobacter pylori–positive gastric lymphoma of mucosa-associated lymphoid tissue: Histology, polymerase chain-reaction or both? Blood 1996;87:1255–1260.
25 Schlag P, Buhl K: Zur chirurgischen Behandlung von Non-Hodgkin-Lymphomen des Gastrointestinaltraktes. Verdauungskrankheiten 1981;2:61–65.
26 Stolte M, Eidt S: Lymphoid follicles in the antral mucosa: immune response to Camylobacter pylori. J Clin Pathol 1989;42:1269–1271.
27 Stolte M, Eidt S: The diagnosis of early gastric lymphoma. Z Gastroenterol 1991;29:6–10.
28 Suekane H, Iida M, Kuwano Y, Kohrogi N, Yao T, Iwashita AS, Fujishima M: Diagnosis of early gastric lymphoma. Cancer 1993;71:1207–1213.
29 Taal BG, Den Hartog Jager FCA, Burgers JMV, van Heerde P, Tio LT: Primary non-Hodgkin's lymphoma of the stomach: Changing aspects and therapeutic choices. Eur J Cancer Clin Oncol 1989;25:439–450.
30 Tio TL, Den Hartog Jager FCA, Tytgat NJ: Endoscopic ultrasonography of Non-Hodgkin lymphoma of the stomach. Gastroenterology 1986;91:401–408.
31 Wotherspoon AC, Ortiz-Hidalgo C, Falzon MR, Isaacson PG: Helicobacter pylori-associated gastritits and primary B-cell gastric lymphoma. Lancet 1991;338:1175–1176.
32 Wyatt JI, Rathbone BJ: Immune response of the gastric mucosa to Camylobacter pylori. Scand J Gastroenterol 1988;23(suppl.142):44–49.
33 Yasuda K, Cho E, Nakajima M, Kawai K.: Diagnosis of submucosal lesions of the upper gastrointestinal tract by endoscopic ultrasonography. Gastrointest Endosc 1990;36(2 suppl.):17–20.
34 Zucca E, Roggero E: Biology and treatment of MALT lymphoma: The state-of-the-art in 1996. Ann Oncol 1996;7:787–792.

Prof. Dr.med. Erhard Hiller, Medizinische Klinik III, Ludwig-Maximilians-Universität, Klinikum Großhadern, Marchioninistraße 15, D–83177 München (Deutschland)

Diehl V, Schlag R, Thiel E (Hrsg): Morbus Hodgkin und Non-Hodgkin-Lymphome.
2., überarbeitete Auflage. Basel, Karger, 1998, pp 87–96

Rolle der Strahlentherapie in der Behandlung hochmaligner Non-Hodgkin-Lymphome und des Morbus Hodgkin

Wolfgang Hinkelbein, Stefan Höcht

Abteilung Strahlentherapie des Universitätsklinikums Benjamin Franklin
der Freien Universität Berlin

Einleitung

Die Rolle der Strahlentherapie hat sowohl bei der Behandlung des Morbus Hodgkin (MH) als auch bei der Behandlung der hochmalignen Non-Hodgkin-Lymphome (NHL) in den letzten drei Jahrzehnten einen erheblichen Wandel erfahren. Die Erkenntnis, daß diese lymphatischen Systemerkrankungen einen unilokulären Beginn und dann eine zunächst lokalisierte Ausbreitung mit subklinischem Befall angrenzender Lymphknotenregionen haben, hat zu kurativen Therapieansätzen mit großen Bestrahlungsvolumina geführt (extended field irradiation, EFI = Mitbestrahlung angrenzender, nicht als befallen angesehener Lymphknotenregionen).

Beim MH hat die Ausdehnung der Strahlenfelder bis hin zur totalen nodalen Bestrahlung (total nodal irradiation = TNI) zum therapeutischen Durchbruch geführt [1, 2]. Begünstigt wurde diese Entwicklung durch die Einführung der Megavolt-Therapie und der mit diesen Geräten möglichen Großfeldtechnik. Unter TNI versteht man die Bestrahlung der supradiaphragmalen Lymphknotenregionen mit einem sogenannten Mantelfeld (eventuell ergänzt durch die Bestrahlung des Waldeyerschen Rachenrings) und der infradiaphragmalen Lymphknotenregionen mit dem sogenannten umgekehrten Y-Feld (Abb. 1).

Eine ähnliche Entwicklung gab es auch bei der Behandlung der NHL bis hin zur total-lymphatischen Bestrahlung (total lymphatic irradiation = TLI). Neben dem Mantelfeld wird mit einem abdominellen Großfeld – dem sogenannten abdominellen-Bad – behandelt, das zusätzlich zum umgekehrten Y-Feld auch die mesenterialen Lymphknoten erfaßt (Abb. 2).

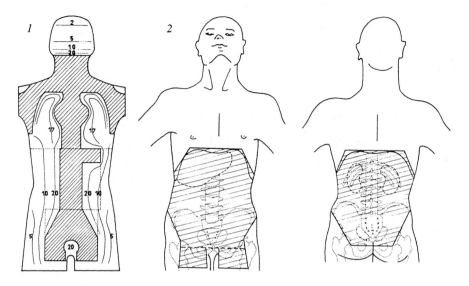

Abb. 1. Feldanordnung bei der TNI (Mantelfeld plus umgekehrtes Y-Feld mit Milzstiel nach Splenektomie). Isodosen von Messungen am Alderson-Phantom.

Abb. 2. Bestrahlungstechnik des «abdominellen Bades». Bestrahlungsfelder von ventral und dorsal.

Die bedeutenden Fortschritte in der bildgebenden Diagnostik in den letzten Dekaden haben die Genauigkeit der Staging-Untersuchungen und der Stadieneinteilung erheblich verbessert. Zusammen mit der Einführung effektiver Polychemotherapie-Schemata führte dies zu einem weiteren Fortschritt in den Behandlungsergebnissen und in vielen Fällen zu einer Reduktion der erforderlichen Strahlenfelder. So wird heute beim MH und bei den hochmalignen NHL häufig die Kombination einer Chemotherapie mit einer Bestrahlung der befallenen Region (involved field irradiation = IFI) angewendet; die Indikation zu einer Staging-Laparotomie (+/− Splenektomie) wird nur noch in seltenen Fällen gestellt.

In jüngster Zeit hat die Hochdosis-Chemotherapie mit autologer Knochenmarktransplantation (KMT) oder peripherer Stammzelltransplantation zu einer Integration der konditionierenden Ganzkörperbestrahlung (total body irradiation = TBI) in die Behandlungskonzepte bei malignen Lymphomen geführt.

Morbus Hodgkin

In der Bundesrepublik Deutschland werden erwachsene Patienten mit MH in der Mehrzahl der Fälle nach den Protokollen der GHSG (German Hodgkin Study Group) behandelt. Die Aktuellen Studienprotokolle sind HD7, HD8 und HD9 [3]. Ziel der

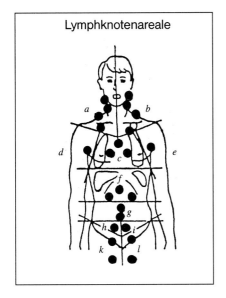 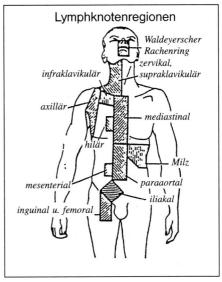

Abb. 3. Unterschied zwischen Lymphknotenarealen und -regionen in den Studienprotokollen der GHSG.

Studien ist neben einer Verbesserung der Behandlungsergebnisse auch der Versuch einer Verminderung der therapiebedingten Toxizität durch Reduktion des Behandlungsumfanges.

Die Auswertung der bisherigen Studien HD1–6 zeigte Ergebnisse, die zu den weltweit besten gehören, wenn man die Stadien- und Risikokonstellationen berücksichtigt. Daneben haben die multizentrischen Studien zu einer Anhebung der Therapiestandards in der Bundesrepublik Deutschland ganz erheblich beigetragen und auch die Bedeutung einer exakten Therapieplanung und -durchführung belegt [4]. Eine Behandlung der Patienten innerhalb der aktuellen Protokolle ist daher sehr zu empfehlen.

HD7-Protokoll für limitierte Stadien

Das HD7-Protokoll ist für Patienten in den klinischen Stadien (CS) I/IIA und B ohne folgende Risikofaktoren vorgesehen:
– großer Mediastinaltumor
– massiver Milzbefall
– extranodaler Befall
– hohe BSG ($\geq$ 30 mm/1.h bei B-Stadien, $\geq$ 50 mm/1.h bei A-Stadien)
– Befall von 3 oder mehr Lymphknotenarealen (Abb. 3 zeigt den Unterschied zwischen Lymphknotenarealen und Lymphknotenstationen im Sinne der Studien).

Auf eine Staging-Laparotomie wird in aller Regel verzichtet. Die Patienten werden in einen von zwei Studienarmen randomisiert.

Im Arm A wird mit 30 Gy Referenzdosis in EFI behandelt (die Milz, falls sie behandelt werden muß, erhält 36 Gy), die befallenen Regionen (IFI) erhalten eine höhere Dosis von 40 Gy. Die tägliche Einzeldosis beträgt 1,8 bis 2,0 Gy (in Körpermitte auf dem Zentralstrahl), die Behandlung erfolgt 5mal wöchentlich. Eine Pause von 3 bis 4 Wochen zwischen den Behandlungsserien ist vorgesehen, wenn eine EFI supra- und infradiaphragmal erfolgt (z.B. bei Befall des Mediastinums).

Patienten im Arm B erhalten vor Einleitung einer identischen Strahlentherapie zwei Polychemotherapie-Zyklen nach dem ABVD-Schema. Die Strahlentherapie beginnt bei ausreichender Knochenmarkreserve nach Abschluß des Zwischenstagings, das etwa 2 Wochen nach Ende der Chemotherapie vorgesehen ist.

Auch Patienten, die im Arm B behandelt werden, sollen vor Beginn der Therapie dem Strahlentherapeuten vorgestellt werden, um die prätherapeutische Lymphomausdehnung für die spätere Therapieplanung dokumentieren zu können.

HD8-Protokoll für intermediäre Stadien

Nach diesem Protokoll sollen Patienten in den klinischen Stadien (CS) IA, IB und IIA mit den oben genannten Risikofaktoren, Patienten im Stadium IIB mit BSG-Erhöhung und drei oder mehr befallenen Lymphknotenarealen sowie Patienten im Stadium IIIA ohne Risikofaktoren behandelt werden. Nach Randomisation in zwei Arme beginnt die Therapie auf jeden Fall mit einer Chemotherapie: 2 Doppelzyklen COPP + ABVD. Die Strahlentherapie beginnt bei ausreichender Knochenmarkreserve (Leukozyten 2500/mm^3, Thrombozyten 80 000/mm^3) unmittelbar nach Abschluß des Zwischenstagings. Im Arm A erfolgt eine EFI mit 30 Gy, in Arm B eine IFI mit 30 Gy; in beiden Armen werden Regionen mit einem Bulk-Befall mit zusätzlichen 10 Gy lokal aufgesättigt. Einzeldosis und Fraktionierung entsprechen HD7.

HD9-Protokoll für fortgeschrittene Stadien

Dieses Studienprotokoll ist vorgesehen für Patienten im Stadium IIB und mit anderen Risikofaktoren als im HD8-Protokoll (großer Mediastinaltumor, massiver Milzbefall, extranodaler Befall), für alle Patienten im Stadium IIIA mit den genannten Risikofaktoren (Ausnahme: der Befall von drei und mehr Lymphknotenarealen gilt im Stadium III nicht mehr als gesonderter Risikofaktor) und für Patienten der Stadien IIIB sowie IVA + B. Die Randomisation erfolgt in drei Arme, die sich nur in der Chemotherapie unterscheiden: Arm A: 4 x COPP-ABVD, Arm B: 8 x BEACOPP (Basisdosierung) und Arm C: 8 x BEACOPP (gesteigerte Dosis). Eine IF-Bestrahlung erhalten Patienten mit initialem Bulk-Befall oder einem Resttumor nach Chemotherapie. Bei Erreichen einer kompletten Remission wird die Bulk-Region mit 30 Gy lokal bestrahlt, bei nachweisbarem Tumorrest erfolgt die lokale Nachbestrahlung bis 40 Gy. Einzeldosis und Fraktionierung entsprechen den anderen Protokollen.

Rezidivtherapie

Patienten mit einem Rezidiv, die einer kurativen Strahlentherapie zugeführt werden können, sollten eine EFI mit 30 Gy + IFI mit 10 Gy oder eine EFI mit 40 Gy erhalten. Patienten mit einem Rezidiv, die infolge einer früheren Strahlentherapie nicht mehr mit kurativen Strahlendosen behandelt werden können, sollten nach dem HDR1-Protokoll der GHSG (Dexa-Beam versus BEAM-HDC plus autologer KMT) chemotherapiert werden [3, 5]. Häufig wird bei diesen Patienten alternativ eine Hochdosis-Chemotherapie mit peripherer Stammzelltransplantation durchgeführt. Die Strahlentherapie kann hier sowohl zur Konditionierung als Ganzkörperbestrahlung eingesetzt werden oder aber als zusätzliche Behandlungsmodalität (IFI) die lokale Tumorkontrolle verbessern [6].

Toxizität

Bei den Kombinationstherapien ist nicht immer zu unterscheiden, ob es sich um Strahlen- oder Chemotherapie-bedingte Reaktionen handelt. Klassische radiogene Akutreaktionen sind Mukositiden von Mundschleimhaut, Ösophagus und Darm, die in aller Regel nach Ende der Behandlung folgenlos ausheilen. Bei der Bestrahlung mit Großfeldern kommt es häufig zur Myelosuppression, die zum Einsatz von Wachstumsfaktoren oder zu Therapiepausen zwingen kann. Allgemeinreaktionen («Strahlenkater») sind bei Großfeldbehandlungen ebenso typisch wie häufig. Bei abdominellen Bestrahlungen ist meist eine potente antiemetische Therapie mit Serotoninantagonisten erforderlich.

Subakut kann nach der Mitbestrahlung von Lungengewebe eine Strahlenpneumonitis auftreten, die bei klinischen Symptomen (Husten, Fieber, Thoraxschmerzen) mit Steroiden und Antibiotika behandelt werden muß. Der Ablauf einer Pneumonitis folgt strengen zeitlichen und radiologischen Kriterien, die die Differentialdiagnose erleichtern [7–10]. Eine floride Pneumonitis manifestiert sich in der Regel in der 12. bis 20. Woche nach Bestrahlungsbeginn.

Spättoxizität, Leukämie- und Tumorinduktion sind Themen eines weiteren Beitrages in diesem Band. Auch unter dem Aspekt der Spättoxizität sind die Dosisempfehlungen in der Primärtherapie wie in der konsolidierenden Strahlenbehandlung nach vorangegangener Polychemotherapie Gegenstand kontroverser Diskussionen [4, 11–13].

Hochmaligne Non-Hodgkin-Lymphome

In der Behandlung der NHL spielt die Radiotherapie heute eine untergeordnete Rolle. Als alleinige Therapieform kommt sie nur im Stadium PS I nach pathologischem Staging in Betracht. Dies setzt eine sehr umfangreiche Diagnostik voraus: beidseitige Knochenmarkbiopsie (Beckenkamm), Endoskopie von Pharynx, Magen,

Dickdarm, Magen-Darm-Passage, gegebenenfalls Laparoskopie, CT von Hals, Thorax und Abdomen, Leberbiopsie, in manchen Fällen auch eine Laparotomie mit Splenektomie und bei manchen histologischen Subtypen eine Lumbalpunktion. Sofern keine Kontraindikationen bestehen, ist ab dem Stadium II in jedem Fall eine Chemotherapie üblich geworden [14, 15].

Unter therapeutischen Gesichtspunkten werden die hochmalignen Non-Hodgkin-Lymphome in aggressive und hochaggressive Lymphome unterschieden.

Zu den häufigeren aggressiven Lymphomen (zirka 45% aller NHL) gehören:

REAL-Klassifikation

- Follikelzentrumslymphom
  follikulär Grad III; diffus, kleinzellig

- Diffuses großzelliges Lymphom

- Großzellig-anaplastisches Lymphom
  B-, T- und Null-Zellen, Hodgkin-like

- Primäres sklerosierendes mediastinales
  B-Zell-Lymphom

- Periphere nodale T-Zell-Lymphome

Kiel-Klassifikation

Zentroblastisch-zentrozytisches Lymphom mit Dominanz von Blasten, diffusem Wachstum

Zentroblastisches Lymphom
Immunoblastisches Lymphom

Großzellig-anaplastisches Lymphom, Ki 1+

Zu den hochgradig aggressiven Lymphomen (zirka 5% aller NHL) gehören u.a.:

REAL-Klassifikation

- Burkitt-Lymphom

- Hochmalignes Lymphom, Burkitt-like

- Vorläufer lymphoblastisches Lymphom

Kiel-Klassifikation

Burkitt-Lymphom

Lymphoblastisches Lymphom

Aggressive Lymphome

Im Stadium I nach exaktem Staging ist die alleinige Strahlentherapie bei etwa 90% der Patienten kurativ [15–17]. Sie erfolgt als IFI (oder als EFI, vor allem bei E-Stadien) mit einer Gesamtdosis von zirka 40–45 Gy und in einer Fraktionierung von 5 x (1,8–2,0) Gy/Woche. Die EFI in Großfeldtechnik wird in der Regel nur bei follikulären Grad-III- oder diffusen Follikelzentrumslymphomen mit 30–35 Gy und einem lokalen Boost von zusätzlichen 10 Gy (auch im Stadium II) eingesetzt.

Im Stadium II aggressiver Lymphome wird heute in der Regel primär eine Chemotherapie durchgeführt. Wird im Stadium I auf ein exaktes Staging verzichtet

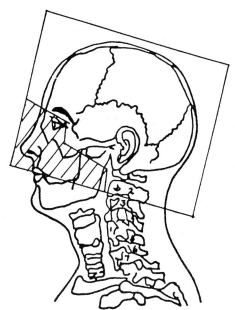

Abb. 4. Strahlenfeld zur Meningeoseprophylaxe.

oder liegen Risikofaktoren vor [18], so wird ebenfalls primär chemotherapiert. Die anschließende IFI erfolgt mit 30–40 Gy. Die Kombination einer weniger intensiven Polychemotherapie mit einer IFI ist im Vergleich mit einer längerdauernden alleinigen Polychemotherapie wahrscheinlich zumindest gleichwertig [19, 20]. In den fortgeschrittenen Stadien III und IV wird lediglich eine Bulk-Bestrahlung mit 30–40 Gy Gesamtdosis durchgeführt.

Hochaggressive Lymphome

Bei den hochaggressiven Lymphomen spielt die Strahlentherapie nur in der Sonderform der sogenannten prophylaktischen Schädelbestrahlung (Meningeoseprophylaxe) routinemäßig eine Rolle (siehe unten). Bei lymphoblastischen T-Zell-Lymphomen wird zusätzlich eine Bestrahlung des Mediastinums einschließlich der Hilusregion beidseits mit einer Dosis von 24 Gy (5 x 2 Gy/Woche) in einigen Protokollen angeraten, unabhängig davon, ob ein Befall dort vorgelegen hat.

Bei nachgewiesenem ZNS-Befall wird eine kraniospinale Systembestrahlung (d.h. Schädel mit allen Liquorräumen einschließlich des Spinalkanals) mit einer Gesamtdosis von 24 Gy empfohlen.

Bei Rezidiven oder partieller Remission sollte frühzeitig eine Hochdosis-Chemotherapie mit KMT oder peripherer Stammzellreinfusion eingesetzt werden, gegebenenfalls mit einer Ganzkörperbestrahlung zur Konditionierung (siehe unten).

Primäre extranodale Lymphome
Prinzipiell werden primäre extranodale Lymphome hoher Malignität ebenso behandelt wie nodale Lymphome. Ausnahmen hiervon bilden die gastrointestinalen Lymphome (GIL) und die zerebralen Lymphome. Deswegen werden sie hier gesondert betrachtet.

Die primären zerebralen Lymphome haben auch nach hohen Strahlendosen eine sehr schlechte Prognose [21, 22]. Deshalb gilt die Kombination einer Chemotherapie einschließlich intrathekaler Zytostatika-Applikation mit einer großvolumigen Schädelbestrahlung (siehe Meningeoseprophylaxe) mit zirka 45 Gy Gesamtdosis als empfehlenswert [23], obwohl der Nutzen der zusätzlichen Chemotherapie nicht unwidersprochen ist [24]. Eine Verbesserung der Therapieergebnisse durch eine zusätzliche Boost-Bestrahlung ist nicht belegt [21]. Bisher ist jede Therapie in der Regel als palliativ anzusehen.

Die zerebralen Lymphome bei HIV-positiven Patienten zeigen eine ausgeprägte Therapieresistenz mit äußerst schlechter Prognose [25, 26]. Die AIDS-assoziierten Lymphome, meist hochmaligne B-Zell-Lymphome des ZNS, des Gastrointestinaltraktes oder anderer extranodaler Lokalisation (z.B. Orbita), werden nach den gleichen Prinzipien behandelt wie andere hochmaligne NHL, wenn Zustand und Abwehrlage des Patienten dies erlauben. Häufig müssen jedoch therapeutische Kompromisse geschlossen werden.

Die GIL sind die häufigsten extranodalen NHL. Es handelt sich meist um MALT-Lymphome (MALT = mucosa-associated lymphoid tissue), die als niedrig- oder hochmaligne Varianten vorkommen. Sie haben die Tendenz zur primär lokalen Ausbreitung. Bei den Magenlymphomen hat sich in den letzten Jahren zunehmend die primäre Chemotherapie mit nachfolgender konsolidierender IF-Bestrahlung durchgesetzt. Wenn ein exaktes pathologisches Staging vorliegt, kommt alternativ eine EFI ohne Chemotherapie in Frage [27, 28].

Bei den primären intestinalen Lymphomen des Dünn- und Dickdarms spielt die Chirurgie unverändert die Hauptrolle, gefolgt von einer Chemotherapie. Nur wenn eine Resektion nicht möglich ist, wird eine EF-Bestrahlung mit zirka 30 Gy (5 x 1,5 Gy/Woche) und eine zusätzliche IF-Bestrahlung mit 10 Gy (5 x 2 Gy/Woche) durchgeführt.

Sonderformen der Strahlentherapie in den Behandlungskonzepten der hochmalignen Lymphome sind die Meningeoseprophylaxe und die Ganzkörperbestrahlung.

Meningeoseprophylaxe
Eine prophylaktische Bestrahlung der Liquorräume des Schädels bis HWK 2 [29] (Abb. 4) mit intrathekaler Applikation von MTX und Ara-C soll der Entwicklung eines zentralnervösen Befalls vorbeugen. Ein erhöhtes Risiko meningealer Rezidive besteht bei allen Patienten mit hochaggressiven Lymphomen und bei Patienten mit hochmalignen NHL der Augen, Hoden, Nasennebenhöhlen und der Orbita sowie bei

Knochenmarkbefall. Die Strahlendosis zur Meningeoseprophylaxe beträgt in der Regel 24 Gy bei einer Fraktionierung von 5 x wöchentlich 2,0 Gy.

Ganzkörperbestrahlung

Bei Hochdosis-Chemotherapie mit autologer KMT oder peripherer Stammzelltransplantation kann die TBI als zusätzliche zytoreduktive Therapie eingesetzt werden. Zur Reduktion des Pneumonitisrisikos wird heute die fraktionierte Ganzkörperbestrahlung mit 2 x 2 Gy/Tag und einer Gesamtdosis von 12 Gy durchgeführt. Durch spezielle Absorber kann die Lungendosis auf zirka 9 Gy limitiert werden. Eine TBI erfordert einen hohen technischen und personellen Aufwand und ist daher spezialisierten Zentren vorbehalten. Der zusätzliche Einsatz der TBI kann bei den strahlensensiblen hochmalignen NHL möglicherweise gegenüber einer alleinigen Hochdosis-Chemotherapie (bei der infolge von Organtoxizitäten die Zytostatika-Dosen limitiert sind) die Ergebnisse verbessern.

Literatur

1 Wannenmacher M, Slanina J, Kuphal R, Bruggmoser G: Gegenwärtiger Stand der Großfeldtechnik unter Megavolt-Bedingungen bei der Strahlentherapie der Hodgkinschen Erkrankung. Radiologe 1978;18:371–387.
2 Hoppe RT: The contemporary management of Hodgkin disease. Radiology 1988;169:297–302.
3 Löffler M, Sieber M, Tesch H, Lathan B, Hasenclever D, Rüffer U, Schumacher T, Petit M, Diehl V: Deutsche Hodgkin Lymphom Studiengruppe (Therapiestudie für Erwachsene): Studienprotokolle der Primärtherapie HD 7–9, Studienprotokoll zur Rezidivtherapie HDR 1; 2. Aufl., Köln 1994.
4 Dühmke E, Diehl V, Loeffler M, Mueller RP, Rühl U, Willich N, Georgii A, Roth S, Matthaei D, Sehlen S, Brosteanu O, Hasenclever D, Wilkowski R, Becker K: Randomized trial with early stage Hodgkin's disease testing 30 vs. 40 Gy extended field radiotherapy alone. Int J Radiat Oncol Biol Phys 1996;36:305–310.
5 Fuchs R, Löffler M, Pfreundschuh M, Dölken G, Gerhartz H, Hagen-Aukamp U, Hiller E, Petsch S, Pflüger K, Rühl U, Smith K, Teichmann K, Diehl V: Prognosis of high dose chemotherapy / autologous bone marrow transplantation candidates not receiving this treatment after failure of primary therapy for Hodgkin's Disease. Leukemia Lymphoma 1994;14:79–89.
6 Poen J, Hoppe R, Hornig S: High-dose therapy and autologous bone marrow transplantation for relapsed / refractory Hodgkin's Disease: The impact of involved field radiation therapy on patterns of failure and survival. Int J Radiat Oncol Biol Phys 1996;36:3–12.
7 Slanina J, Wannenmacher M, Bruggmoser G, Krüger HU: Die pulmonale Strahlenreaktion im Röntgenbild. Radiologe 1982;22:74–82.
8 Slanina J, Sigmund G, Hinkelbein W, Wenz W: Die pulmonale Strahlenreaktion nach Mantelfeldbestrahlung: Verlaufsstudie im konventionellen Röntgenbild und im Computertomogramm. Radiologe 1988;28:20–28.
9 Sigmund G, Slanina J, Hinkelbein W: Diagnosis of radiation pneumonitis; in Hinkelbein W, Bruggmoser G, Frommhold H, Wannenmacher M (eds): Acute and long term side effects of radiotherapy. Recent Results in Cancer Research. Berlin, Springer 1993, vol 130, pp 123–131.
10 Herrmann T, Knorr A: Die radiogene Lungenreaktion. Pathogenese - Prävention - Therapie. Strahlenther Onkol 1995;171:490–498.
11 Loeffler M, Diehl V, Pfreundschuh M, Rühl U, Hasenclever D, Nisters-Backes H, Sieber M, Tesch H, Franklin J, Geilen W, Bartels H, Cartoni C, Dolken G, Enzian J, Fuchs R, Gassmann W, Gerhartz H, Hagen-Aukamp U, Hiller E, Hinkelbein W, Hinterberger W, Kirchner H, Koch P, Krüger B, Schwarze E, et al.: Dose-response relationship of complementary radiotherapy following four cycles of combination chemotherapy in intermediate stage Hodgkin's Disease. J Clin Oncol 1997;15:2275–2287.

12 Vijayakumar S, Myrianthopoulos L: An updated dose-response analysis in Hodgkin's Disease. Radiother Oncol 1992;24:1–13.
13 Brincker H, Bentzen S: A re-analysis of available dose-response and time-dose data in Hodgkin's Disease. Radiother Oncol 1994;30:227–230.
14 Bron D, Stryckmans P: Role of chemotherapy for located Non Hodgkin Lymphoma. Eur J Cancer Clin Oncol 1987;23:459–463.
15 Hoppe RT: The role of radiation therapy in the management of Non-Hodgkin-Lymphoma. Cancer 1985; 55: 2176–2183.
16 Longo DL, Glatstein E, Duffey P, Ihde D, Hubbard S, Fisher R, Jatte E, Gilliom M, Young R, DeVita V Jr.: Treatment of localized, aggressive lymphomas with combination chemotherapy followed by involved-field radiation therapy. J Clin Oncol 1989;1295–1302.
17 Engerts A, Diehl V: Controversies in the management of Non-Hodgkin Lymphoma. Eur J Cancer 1991;27:309–315.
18 The International Non-Hodgkin's Lymphoma Prognostic Factors Project. A predictive model for aggressive non-Hodgkin's lymphoma. N Engl J Med 1993;329:987–994.
19 Miller T, Dahlberg S, Cassady J, Spier C, Grogan T, Carlin S, Chase E, Fisher RI: Three cycles of CHOP plus radiotherapy is superior to eight cycles of CHOP alone for localized intermediate and high grade non-Hodgkin's lymphoma: A Southwest Oncology Group study. Proc Annu Meet Am Soc Clin Oncol 1996;15:A1257.
20 Munck J, Dhermain F, Koscielny S, Girinsky T, Carde P, Bosq J, Decaundin D, Julieron Cosset J, Hayat M: Alternating chemotherapy and radiotherapy for limited stage intermediate and high-grade Non-Hodgkin's Lymphoma: Long-term results for 96 patients with tumors > 5 cm. Ann Oncol 1996;7:925–931.
21 Nelson D, Mark K, Bonner H, Nelson J, Newall J, Kerman H, Thomson J, Murray K: Non-Hodgkin-Lymphoma of the brain: Can high-dose, large volume radiation therapy improve survival? Report on a prospective trial by the RTOG: RTOG 8315. Int J Radiat Oncol Biol Phys 1992;23:9–12.
22 Blay J, Lasset C, Carrie C, Chauvin F, Coiffer B, Gisselbrecht C, Clavel M, Rebattu P, Brunat-Mentigny M, Philip T, et al.: Multivariate analysis of prognostic factors in patients with non HIV-related primary cerebral lymphoma. A proposal for a prognostic scoring. Br J Cancer 1993;67:1136–1141.
23 DeAngelis L, Yahalom J, Thaler H, Kher U: Combined modality therapy for Primary CNS Lymphoma. J Clin Oncol 1992;10:635–643.
24 O'Neill BP, O'Fallon JR, Earle JD, Colgan JP, Brown LD, Krigel RL: Primary central nervous system non-Hodgkin's lymphoma: Survival advantages with combined initial therapy? Int J Radiat Oncol Biol Phys 1995;33:663–673.
25 Forsyth P, DeAngelis L: Biology and management of AIDS-associated primary CNS lymphomas. Hematol Oncol Clin North Am 1996;10:1125–1134.
26 De Weese T, Hazuka M, Hommel D, Kinzie J, Daniel W: AIDS-related Non-Hodgkin's Lymphoma: The outcome and efficacy of radiation therapy. Int J Radiat Oncol Biol Phys 1991;20:803–808.
27 Koch P, Grothaus-Pinke B, Hiddemann W, Willich N, Reers B, del Valle F, Bodenstein H, Pfreundschuh M, Möller E, Kocik J, Parwaresch R, Tiemann M: Primary lymphoma of the stomach: Three-year results of a prospective multicenter study. The German Multicenter Study Group on GI-NHL. Ann Oncol 1997;8:suppl 1, pp 85–88.
28 Haim N, Leviov M, Ben-Arieh Y, Epelbaum R, Freidin N, Reshef R, Ben-Shahar M: Intermediate and high-grade gastric non-Hodgkin's lymphoma: A prospective study of non-surgical treatment with primary chemotherapy, with or without radiotherapy. Leuk Lymphoma 1995;17:321–326.
29 Kortmann R, Hess C, Hoffmann W, Jany R, Bamberg M: Is the standardized helmet technique adequate for irradiation of the brain and the cranial meninges? Int J Radiat Oncol Biol Phys 1995;32:241–244.

Prof. Dr. W. Hinkelbein, Abt. Strahlentherapie, Universitätsklinikum Benjamin Franklin, Freie Universität Berlin, Hindenburgdamm 30, D–12200 Berlin (Deutschland)

Aktuelle Therapiestrategien beim Morbus Hodgkin

Markus Sieber, Ulrich Rüffer, Volker Diehl

Klinik I für Innere Medizin, Universität zu Köln

Einleitung

In den letzten Jahren haben sich die Behandlungsstrategien der Hodgkin-Lymphome sehr gewandelt. Für die frühen und mittleren Stadien der Hodgkin-Lymphome hat sich der risikoadaptierte kombinierte Einsatz von Chemotherapie und Strahlentherapie durchsetzen können. Der Einsatz neuer Chemotherapieprotokolle in den fortgeschrittenen Stadien unterstützt die Hoffnung, die bislang unbefriedigende Prognose dieser Patienten deutlich zu bessern.

Die Therapieergebnisse der Patienten in den frühen und mittleren Stadien sind mit einem Gesamtüberleben von 90% bzw. 80% ausgezeichnet. Für diese Patientengruppen gilt es, Strategien zu entwickeln, die unter Wahrung der guten Heilungschancen auf eine Reduktion der therapiebedingten Spättoxizitäten zielen. Demgegenüber sind die Therapieergebnisse der Patienten in den fortgeschrittenen Stadien unbefriedigend. Unter konventioneller Polychemotherapie sind ca. 20% der Patienten progredient und weitere 30% der Patienten erleiden im weiteren Verlauf ein Rezidiv. Die Prognose dieser Therapieversager ist außerordentlich ungünstig. Vorrangiges Ziel für die fortgeschrittenen Stadien ist die Verbesserung der Therapieergebnisse durch Intensivierung der Primärtherapie.

Nachfolgend werden die gegenwärtigen Studienkonzepte der Deutschen Hodgkin-Lymphom Studiengruppe (DHSG) detailliert dargestellt.

Diagnostik und Stadieneinteilung

Grundlage für die Wahl der Therapie ist eine exakte Diagnostik. Die Diagnose wird ausschließlich histologisch aus einer großzügigen Lymphknotenbiopsie gestellt.

Tab. 1. Staging-Untersuchungen und Untersuchungen zur Beurteilung von therapiebedingten Toxizitäten

Staging-Untersuchungen	Toxizitätsuntersuchungen
Anamnese	EKG
Körperliche Untersuchung	Echokardiographie
Labordiagnostik	Lungenfunktion
Röntgen-Thorax	TSH
CT-Thorax	Bei Frauen: Zyklusanamnese,
CT-Abdomen	ggf. Östradiol, Progesteron im Serum
Abdominalsonographie	Bei Männern: Spermiogramm,
Knochenmarkhistologie	Testosteron im Serum
Knochenmark-/Skelettszintigramm	
In besonderen klinischen Situationen:	
Diagnostische Laparotomie,	
Leberbiopsie,	
PET oder Galliumszintigramm	

Die in Tabelle 1 aufgeführten diagnostischen Maßnahmen ermöglichen die Erfassung der genauen Tumorlokalisationen zur klinischen Stadieneinteilung (CS). Allgemein akzeptiert ist die Stadieneinteilung nach der Ann-Arbor-Klassifikation (Tab. 2). Diese Klassifikation erfaßt die Anzahl der befallenen Lymphknotenregionen oder extranodalen Herde in bezug auf die Lokalisation zum Zwerchfell sowie den disseminierten Organbefall. Ebenso gehen die Allgemeinsymptome (nicht anderweitig erklärbares Fieber über 38 °C und/oder nicht anderweitig erklärbare Gewichtsabnahme von mehr als 10% des Körpergewichtes in den letzten 6 Monaten und/oder eindeutiger Nachtschweiß) als B-Symptome in die Klassifikation ein. Das Vorliegen der B-Symptome kann therapeutische Konsequenzen haben, auf eine diesbezüglich genaue Anamneseerhebung ist zu achten.

Die diagnostische Laparotomie wird heutzutage nicht mehr routinemäßig durchgeführt. Es hat sich erwiesen, daß die Strategie diagnostische Laparotomie und Therapie entsprechend dem Laparotomiebefund keinen Vorteil gegenüber einer Therapiestrategie basierend auf dem klinischen Staging erbringt [1].

Neben den Untersuchungen zur Stadieneinteilung werden auch solche obligat durchgeführt, die eine Erfassung der therapiebedingten Organtoxizitäten erlauben. Im Rahmen der DHSG-Studien werden die Ergebnisse dieser Toxizitätsuntersuchungen, insbesondere im weiteren Verlauf, nach einer international anerkannten Klassifikation (LENT/SOMA) erfaßt.

Junge Männer, bei denen eine ausgedehnte Chemotherapie geplant ist, sollten wegen der Gefahr einer dauerhaften Infertilität auf die Möglichkeit einer prätherapeutischen Sperma-Kryokonservierung hingewiesen werden.

Tab. 2. Stadieneinteilung der Hodgkin-Lymphome nach Ann-Arbor

CS:	klinische Stadieneinteilung
PS:	pathologische Stadieneinteilung nach diagnostischer Laparotomie

Stadium I:	Befall einer einzigen Lymphknotenregion (I/N) oder Vorliegen eines einzigen oder lokalisierten extranodalen Herdes (I/E).
Stadium II:	Befall von 2 oder mehr Lymphknotenregionen auf einer Seite des Zwerchfells (II/N) oder Vorliegen lokalisierter extranodaler Herde und Befall einer oder mehrerer Lymphknotenregionen auf einer Seite des Zwerchfells (II/E).
Stadium III:	Befall von 2 oder mehr Lymphknotenregionen auf beiden Seiten des Zwerchfells (III/N) oder Befall von lokalisierten extranodalen Herden und Lymphknotenbefall, so daß ein Befall auf beiden Seiten des Zwerchfells vorliegt (III/E).
Stadium III1:	Subphrenische Lokalisation beschränkt auf Milz, zöliakale und/oder portale Lymphknoten allein oder gemeinsam.
Stadium III2:	Subphrenische Lokalisation mit Beteiligung paraaortaler, mesenterialer, iliakaler und/oder inguinaler Lymphknoten allein oder gemeinsam.
Stadium IV:	Disseminierter Befall einer oder mehrerer extralymphatischer Organe mit oder ohne Befall von Lymphknoten.

Zum lymphatischen Gewebe gehören: Lymphknoten, Milz, Thymus, Waldeyer-Rachenring, Appendix.

Abkürzungserklärungen:
  N Lymphknoten. E extranodaler Herd.
  H Leber, S Milz, L Lunge, M Knochenmark, D Haut, P Pleura.
Die Stadien I bis IV erhalten den Zusatz B, wenn ein oder mehrere der folgenden
Allgemeinsymptome vorliegen, und den Zusatz A, falls diese fehlen:
- nicht erklärbares Fieber über 38 °C,
- nicht erklärbarer Nachtschweiß,
- nicht erklärbarer Gewichtsverlust von mehr als 10% des Körpergewichtes innerhalb von 6 Monaten.

Prognostische Therapiegruppen

Hinsichtlich der Wahl der therapeutischen Strategie wird von den meisten Hodgkin-Studiengruppen eine Zuordnung zu verschiedenen prognostischen Therapiegruppen vorgenommen. Die DHSG unterscheidet 3 Prognosegruppen. Die Grundlage der Zuordnung zu einer dieser Gruppen sind das Krankheitsstadium einschließlich der B-Symptome und das Vorliegen weiterer prätherapeutischer Risikofaktoren. Als Risikofaktoren in den Stadien I und II werden klinische und laborchemische Parameter gewertet, die mit einem erhöhten Rezidivrisiko nach alleiniger Strahlentherapie assoziiert sind. Hierzu zählen folgende Faktoren:

a) großer Mediastinaltumor (≥ 1/3 des maximalen Thoraxdurchmessers);
b) extranodaler Befall;
c) hohe Blutsenkungsgeschwindigkeit (≥ 30 mm/h bei B-, ≥ 50 mm/h bei A-Symptomatik);
d) 3 oder mehr befallene Lymphknotenareale.

Unter Zugrundelegung des Krankheitsstadiums und dieser Risikofaktoren werden folgende Prognosegruppen definiert:

1. *Frühe Stadien:*
   Alle Patienten in den Stadien I und II ohne einen der oben genannten Risikofaktoren a–d;
2. *Mittlere Stadien:*
   Patienten im Stadium I und IIA mit mindestens einem der Risikofaktoren a–d, sowie Patienten im Stadium IIB mit Risikofaktor c und/oder d;
3. *Fortgeschrittene Stadien:*
   Patienten im Stadium IIB mit Risikofaktor a und/oder b, sowie alle Patienten in den Stadien III und IV.

Therapiestrategie

Grundsätzlich stehen als Behandlungsmodalitäten die Strahlentherapie und die Polychemotherapie zur Verfügung. Der Einsatz dieser Modalitäten bzw. ihre Kombination ist abhängig von der Zuordnung des Patienten zu einer der oben genannten Prognosegruppen. Die aktuellen Therapiestrategien der DHSG sind in Abbildung 1 zusammenfassend dargestellt.

Frühe Stadien

In den frühen Stadien galt die alleinige Strahlentherapie lange Zeit als Behandlungsstandard und man erreichte mit einer Extended-field-Bestrahlung in mehr als 95% der Patienten eine komplette Remission.

Bei alleiniger Bestrahlung besteht eine deutliche Dosis-Wirkungs-Beziehung zwischen applizierter Strahlendosis und lokaler Rezidivwahrscheinlichkeit. Eine Dosis von 40 Gy senkt die lokale Rezidivwahrscheinlichkeit auf unter 5% [2] und wird als Standarddosis für den manifesten Befall bei alleiniger Bestrahlung angesehen. Weitgehend unbekannt ist jedoch die notwendige Dosis in den Bestrahlungsregionen außerhalb des manifesten Befalls (angrenzende Regionen) und für den Fall einer vorausgegangenen Chemotherapie im Sinne einer kombinierten Behandlung.

Auch unter Anwendung moderner strahlentherapeutischer Methoden treten relevante akute und langfristige Toxizitäten auf. Besonders fatal ist die Entwicklung von soliden Tumoren mit einer kumulativen Inzidenz von ca. 15% 20 Jahre nach erfolgter Bestrahlung [3].

Es war das Ziel der HD4-Studie der DHSG, durch eine Reduktion der Strahlentherapiedosis außerhalb des klinisch manifesten Befalls eine Minderung der langfristigen Toxizitäten zu erreichen, ohne die Tumorkontrolle zu verringern.

In der HD4-Studie erfolgte ein randomisierter Vergleich zwischen einer Strahlentherapie mit 40 Gy im extended field und einer dosisreduzierten, in der Feldgröße jedoch identischen Bestrahlung mit 30 Gy im extended field unter Aufsättigung der involved fields auf 40 Gy. Die Rate der kompletten Remissionen der 367 randomisierten Patienten liegt bei 97%. Es traten 7 Progresse unter Therapie auf. Das Gesamtüberleben nach 5 Jahren mittlerer Beobachtungszeit beträgt 95%. 16% der Patienten rezidivierten, 34 Patienten im 40-Gy-Extended-field-Therapiearm und 27 Patienten im dosisreduzierten Arm, so daß kein signifikanter Unterschied im rezidivfreien Überleben zwischen den beiden Therapiearmen vorliegt.

Obschon das Gesamtüberleben mit 95% nach einer mittleren Beobachtungszeit von 5 Jahren hervorragend ist, ist die Rate an Therapieversagern mit 21% deutlich hoch. Diese Patienten können in der Regel nur durch eine aggressive Salvage-Therapie in eine zweite Remission gebracht werden.

Um die Rate der primären Versager zu reduzieren, prüfte die DHSG in der Nachfolgestudie HD7 die Wirksamkeit von 2 Zyklen ABVD-Polychemotherapie in Kombination mit einer Extended-field-Bestrahlung randomisiert gegen eine alleinige Bestrahlung. Eine erste Analyse dieser bis April 1998 rekrutierenden Studie zeigt bei 365 zur Zeit auswertbaren Patienten, daß die Rate an Therapieversagen durch die Gabe der relativ kurzen Chemotherapie vor einer Bestrahlung gegenüber einer alleinigen Strahlentherapie signifikant gesenkt werden kann (14% Therapieversagen unter alleiniger Bestrahlung versus 5% Therapieversagen unter kombinierter Behandlung). Dieses Ergebnis ist allerdings bei einer medianen Beobachtungszeit von 22 Monaten noch sehr vorläufig.

Andererseits wird das Ergebnis der HD7-Studie durch eine kürzlich publizierte Meta-Analyse, die ein Vergleich aller zur Verfügung stehenden randomisierten Studien mit der Fragestellung kombinierte Therapiemodalität gegen alleinige Strahlentherapie berichtet, gestützt [4].

Mit dem Ziel, die Rate der Therapieversager zu senken, jedoch die Therapiebelastung und damit die langfristigen Toxizitäten nicht zu erhöhen, wurden neue Chemotherapieprotokolle entwickelt und in Kombination mit einer Involved-field-Bestrahlung eingesetzt. Hierzu gehören das VBM der Stanford-Gruppe, das VAPEC-B der Manchester-Gruppe und das EBVP der EORTC. Alle drei Schemata zeigen in Kombination mit einer Involved-field-Bestrahlung im Vergleich zu einer alleinigen Strahlentherapie ein besseres ereignisfreies Überleben bei allerdings gleich gutem Gesamtüberleben [5–7]. Andererseits erwies sich das VBM in den Händen der BNLI-Studiengruppe als zu toxisch bezüglich pulmonaler Komplikationen [8], und sowohl das EBVP als auch das VAPEC-B waren in fortgeschrittenen Stadien etablierten Chemotherapieprotokollen unterlegen [9, 10].

Dementgegen ist die Wirksamkeit des ABVD-Schemas in zahlreichen Studien auch in den fortgeschrittenen Stadien erwiesen [11, 12]. Das leukämogene Risiko des ABVD-Schemas ist im Vergleich zum MOPP deutlich geringer. Eine andauernde Fertilitätsstörung tritt nicht auf. Kardiale und pulmonale Toxizitäten sind vor allem dosisabhängig und werden bei einer begrenzten Zyklusanzahl nicht beobachtet.

Die DHSG setzt darum in der kürzlich aktivierten HD10-Studie für limitierte Stadien das ABVD-Schema in Kombination mit einer Involved-field-Bestrahlung ein und verfolgt für diese Prognosegruppe weiterhin das Ziel, die behandlungsbedingten Toxizitäten bei Erhaltung der äußerst guten Heilungsraten zu reduzieren. In der HD10-Studie werden 4 Zyklen ABVD gegen 2 Zyklen ABVD kombiniert mit 30 Gy bzw. 20 Gy Invoved-field-Bestrahlung in einer vierarmigen Studie randomisiert verglichen (Abb.1).

Mittlere Stadien

Standardtherapie der mittleren Stadien ist die kombinierte Chemo-Strahlentherapie. Entprechend den Ergebnissen der Studien der DHSG liegt die Rate der kompletten Remissionen bei 92% und das Gesamtüberleben 5 Jahre nach Therapiebeginn bei 93% (HD5-Studie). Obschon diese Ergebnisse sehr befriedigend sind, ist es das Ziel der klinischen Forschung, die Behandlung hinsichtlich Wirksamkeit und langfristiger Toxizitäten weiter zu optimieren. Es bleiben zentrale Fragen – auch in zukünftigen Therapiestudien – zu beantworten: Welches ist das optimale Chemotherapieprotokoll in dieser Behandlungssituation? Wie groß sollte das Bestrahlungsfeld gewählt werden (extended field oder involved field) und welche Bestrahlungsdosis sollte bei kombinierter Therapie appliziert werden?

Die DHSG hat in den bisherigen Studiengenerationen (HD1, HD5 und HD8) das monatlich alternierende COPP+ABVD-Protokoll mit 2 Doppelzyklen eingesetzt. In HD1 wurde eine Therapie mit 40 Gy im extended field randomisiert gegen eine Strahlentherapie mit 20 Gy im extended field im Anschluß an die Chemotherapie verglichen. Unter Hinzunahme der entsprechenden Daten aus der nachfolgenden HD5-Studie der DHSG, in der ein Teil der Patienten ebenfalls mit 2 Doppelzyklen COPP+ABVD, jedoch nun 30 Gy im extended field erhielten, konnte eine detaillierte Analyse der Bestrahlungsdosis nach Chemotherapie erfolgen. In dieser Analyse konnte keine signifikante Dosis-Wirkungs-Beziehung im Bereich zwischen 20 Gy und 40 Gy nach effektiver Chemotherapie erhoben werden [13] (Abb. 2).

In der kürzlich aktivierten HD11-Studie der DHSG wird, wie auch in der HD10-Studie, ein randomisierter Vergleich einer Bestrahlungsdosis von 30 Gy mit einer Bestrahlungsdosis von 20 Gy durchgeführt (Abb. 1).

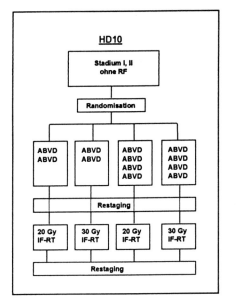 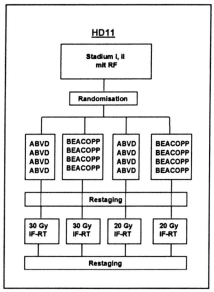

Abb. 1. Aktuelle Therapiestudien der Deutschen Hodgkin-Lymphom-Studiengruppe: HD10 für frühe Stadien, HD11 für mittlere Stadien. *RF= Risikofaktoren.*

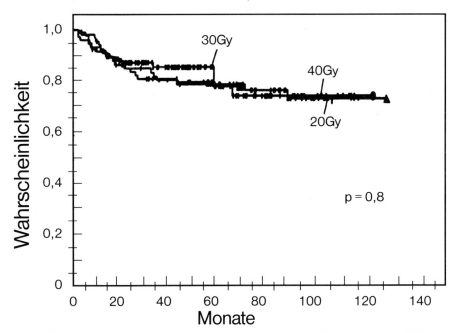

Abb. 2. Freedom From Treatment Failure für Patienten im Stadium I, II und IIIA mit Risikofaktoren nach zwei Doppelzyklen COPP+ABVD und 40 Gy, 30 Gy oder 20 Gy Extended-field-Bestrahlung (Analyse der Studien HD1 und HD5).

Ob eine Reduktion des Bestrahlungsfeldes vom extended field auf das involved field nach Chemotherapie möglich ist, wurde längere Zeit kontrovers diskutiert. Mittlerweile liegen einige Daten vor, die die Schlußfolgerung erlauben, daß die Bestrahlung im involved field nach Chemotherapie eine hinreichende Tumorkontrolle erbringt.

Zittoun berichtete bereits 1985 über eine Studie, die 40 Gy extended field mit 40 Gy involved field nach 3–6 Zyklen MOPP randomisiert verglich. Auf der Basis von 245 randomisierten Patienten in den Stadien I, II und IIIA konnte kein signifikanter Unterschied in den Therapieergebnissen zwischen extended und involved field aufgedeckt werden [14].

Auch die Mailänder Studiengruppe um Bonadonna randomisierte Patienten in den Stadien I und II mit Bulk-Tumoren und/oder Extranodalbefall zwischen 4 Zyklen ABVD plus Involved-field-Bestrahlung und 4 Zyklen ABVD plus Extended-field-Bestrahlung. In dieser Studie mit annähernd 100 Patienten konnte ebenfalls kein Unterschied in den Therapieergebnissen zwischen den Therapiearmen aufgedeckt werden [15].

Definitiv wird die Frage, ob eine Reduktion des Bestrahlungsfeldes auf das involved field möglich ist, durch die HD8-Studie der DHSG geklärt. In dieser Studie wurden bis April 1998, Patienten der mittleren Stadien zwischen Extended-field-Bestrahlung mit 30 Gy (+ 10 Gy boost auf Bulk-Tumoren) und Involved-field-Bestrahlung mit 30 Gy (+ 10 Gy boost auf Bulk-Tumoren) nach 2 Doppelzyklen COPP+ABVD randomisiert. Eine kürzlich durchgeführte Analyse der ersten 742 auswertbaren Patienten, die zwischen Januar 1993 und Oktober 1996 rekrutiert wurden und eine mittlere Beobachtungszeit von 26 Monaten aufwiesen, zeigte ebenfalls keinen signifikanten Unterschied in der Rate der kompletten Remissionen (für beide Therapiearme 98%), des ereignisfreien Überlebens (91% versus 88%) und des Gesamtüberlebens (95% für beide Therapiearme).

Eine Analyse der Patienten in den mittleren Stadien mit Therapieversagen (Progreß unter Therapie, Rezidiv) nach kombinierter Chemo-Radiotherapie zeigt, daß diese Patienten genauso schlecht verlaufen wie Patienten mit Therapieversagen in initial fortgeschrittenen Stadien. Das Überleben beträgt im Mittel nur 3 Jahre für beide Patientenkollektive (Abb. 3). Unter Berücksichtigung der deutlich schlechten Prognose dieser Patienten ist es das Ziel der DHSG mit Aktivierung der kürzlich angelaufenen HD11-Studie, auch unter Reduktion der Bestrahlungsfelder auf das involved field und Reduktion der Bestrahlungsdosis auf 20 bzw. 30 Gy, den Anteil der Patienten mit Therapieversagen durch eine Intensivierung der Chemotherapie zu verringern. In der HD11-Studie wird das primär in den fortgeschrittenen Stadien eingeführte und gegenüber COPP+ABVD wirksamere BEACOPP-Schema gegen ABVD geprüft (Abb. 1).

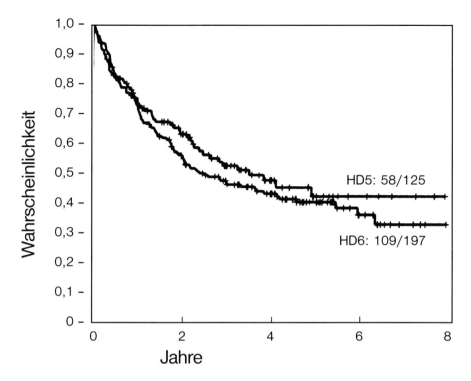

Abb. 3. Gesamtüberleben nach Therapieversagen Progreß oder Rezidiv für mittlere Stadien (HD5) und fortgeschrittene Stadien (HD6).

Fortgeschrittene Stadien

Die Behandlung der Patienten in den fortgeschrittenen Stadien hat mit der Einführung der MOPP-Chemotherapie durch DeVita in den 60er Jahren große Fortschritte gemacht. Von den ersten 188 Patienten, die am National Cancer Institute mit MOPP behandelt wurden, erreichten 84% eine komplette Remission und 54% der Patienten waren nach 20 Jahren noch krankheitsfrei [16].

Varianten des MOPP-Protokolls (z.B. MVPP, ChlVPP, BCVPP, COPP) konnten die Therapieergebnisse nicht signifikant verbessern, wiesen aber zum Teil eine geringere Toxizität auf. In Deutschland wurde das COPP-Protokoll wegen geringerer gastrointestinaler Nebenwirkungen und vermutlich geringerer Leukämogenität bei gleicher Wirksamkeit eingesetzt.

Im Bemühen um die Entwicklung nicht kreuzresistenter Therapieprotokolle entwickelten Bonadonna et al. das ABVD-Protokoll [17]. Dieses ursprünglich als Salvage-Protokoll bei MOPP-Versagern eingesetzte Schema erbrachte jedoch auch eine Verbesserung der Ergebnisse in der Primärtherapie fortgeschrittener Stadien. Bezüglich Remissionsraten und krankheitsfreien Überlebens ist sowohl die alternierende Therapie mit ABVD und MOPP als auch die alleinige ABVD-Therapie der alleinigen Therapie mit MOPP überlegen [11].

Basierend auf der Hypothese von Goldie und Coldman zur Resistenzentwicklung von Tumoren [18] wurde das MOPP/ABV-Hybrid mit einer zeitlich engeren Staffelung der Zytostatika entwickelt. Eine Überlegenheit dieses schnell alternierenden Protokolls gegenüber dem normal alternierenden MOPP+ABVD-Protokoll konnte jedoch in keiner der großen randomisierten Studien nachgewiesen werden [19, 20]. Darüber hinaus wurde sogar eine kürzlich publizierte Studie abgebrochen, in der eine im randomisierten Vergleich zwischen MOPP/ABV-Hybrid und ABVD signifikant erhöhte Rate an Zweitneoplasien unter MOPP/ABV beobachtet wurde [12].

Die DHSG entwickelte das COPP/ABV/IMEP-Protokoll, welches 10 Zytostatika schnell alternierend kombiniert. Der randomisierte Vergleich innerhalb der HD6-Studie für fortgeschrittene Stadien und der HD5-Studie für intermediäre Stadien erbrachte ebenfalls keine Therapieüberlegenheit gegenüber dem normal alternierenden COPP+ABVD [21]. Die Analyse der Therapieergebnisse der HD6-Studie, wie auch die Analyse anderer großer randomisierter Studien zeigt, daß ca. 20% der Patienten in den fortgeschrittenen Stadien unter Primärtherapie einen Progreß der Erkrankung und weitere 30% ein Rezidiv erleiden. Die Prognose dieser Therapieversager ist außerordentlich ungünstig (Abb. 3). Zwar kann mit effektiven Salvage-Protokollen in bis zu 50%–80% der Patienten eine zweite Remission induziert werden, die mittlere Dauer dieser Zweitremissionen ist allerdings nur kurz.

Zahlreiche retrospektive Analysen legen die Schlußfolgerung nahe, daß die Therapieergebnisse durch die Dosisintensität der verabreichten Chemotherpie beeinflußt werden können.

Verschiedene Studiengruppen versuchten prognostische Faktoren zu identifizieren, die eine ungünstige Prognose unter den Patienten in den fortgeschrittenen Stadien bedingen. Jedoch war es bisher nicht möglich, eine besonders ungünstige Prognosegruppe reproduzierbar zu definieren, die von einer primären Hochdosis-Chemotherapie mit Stammzelltransplantation profitieren würde [22].

Die DHSG erarbeitete eine Strategie zur Verbesserung der Therapieergebnisse durch moderate Dosisintensivierung einer konventionellen Chemotherapie, die auf das Gesamtkollektiv der fortgeschrittenen Stadien angewendet wurde. Hierzu wurde von der DHSG das BEACOPP-Protokoll entwickelt (Tab. 3). Dieses Protokoll enthält außer Darcabazin und Vinblastin die Substanzen des COPP+ABVD-Schemas in gleicher Dosierung, aber in einer zeitlichen Umstellung und Raffung. Hinzu kommt Etoposid, das sich vor allem in Salvage Protokollen als wirksam erwiesen hat. Die Substanzen mit hauptsächlich myelotoxischer Nebenwirkung (Cyclophosphamid, Etoposid, Adriamycin) werden in den ersten 3 Tagen gegeben. Durch die zeitliche

Tab. 3. BEACOPP-Schema in basisdosierter und dosisgesteigerter Variante

Therapieschema BEACOPP-Basis

Cyclophosphamid	650 mg/m^2	i.v.	Tag 1
Doxorubicin	25 mg/m^2	i.v.	Tag 1
Etoposid	100 mg/m^2	i.v.	Tag 1–3
Procarbazin	100 mg/m^2	p.o.	Tag 1–7
Prednison	40 mg/m^2	p.o.	Tag 1–14
Vincristin	1,4 mg/m$^{2\,a}$	i.v.	Tag 8
Bleomycin	10 mg/m^2	i.v.	Tag 8

[a] Maximal 2 mg. Wiederholung Tag 22

Therapieschema BEACOPP-gesteigert

Cyclophosphamid	1250 mg/m^2	i.v.	Tag 1
Doxorubicin	35 mg/m^2	i.v.	Tag 1
Etoposid	200 mg/m^2	i.v.	Tag 1–3
Procarbazin	100 mg/m^2	p.o.	Tag 1–7
Prednison	40 mg/m^2	p.o.	Tag 1–14
Vincristin	1,4 mg/m$^{2\,a}$	i.v.	Tag 8
Bleomycin	10 mg/m^2	i.v.	Tag 8
G-CSF	300/480 µg		ab Tag 8

[a] Maximal 2 mg. Wiederholung Tag 22

Arrangierung ist eine Erholung der Hämatopoese innerhalb von 3 Wochen gegeben, so daß eine Wiederholung der Therapie bereits nach 22 Tagen möglich ist.

Ergebnisse einer Pilotstudie mit BEACOPP zeigten, daß dieses Protokoll nicht nur gut durchführbar war, sondern auch ermutigende Erfolge erzielte [23].

In einem weiteren Schritt innerhalb einer Dosiseskalationsstudie wurde die Dosierung der myelotoxischen Substanzen Cyclophosphamid, Etoposid und Adriamycin des BEACOPP-Protokolls unter Gabe von G-CSF in kontrollierter Weise soweit gesteigert, daß ein multizentrischer Einsatz noch möglich ist (BEACOPP-gesteigert) (Tab. 3).

Mit der Anfang 1993 aktivierten dreiarmigen HD9-Studie führte die DHSG dann einen randomisierten Vergleich zwischen dem Standardschema COPP+ABVD und dem BEACOPP in Basisdosierung sowie dem BEACOPP in gesteigerter Dosierung durch [24].

Eine erste Analyse der Therapieergebnisse der HD9-Studie zeigt eine deutliche Überlegenheit des BEACOPP-Protokolls in gesteigerter Dosierung, wobei die Rate der kompletten Remissionen im COPP+ABVD-ARM bei 83%, im BEACOPP-Basis-ARM bei 88% und im BEACOPP-gesteigert-ARM bei 95% liegt. Diese Überlegenheit setzt sich auch in den Raten für die Freiheit von Therapieversagen (FFTF) fort. Bei einer mittleren Beobachtungszeit von 27 Monaten liegt eine signifikante Überlegenheit von BEACOPP-gesteigert gegenüber COPP+ABVD und eine Borderline-Signifikanz gegenüber BEACOPP-Basis bezüglich FFTF vor. Der Vorteil von BEACOPP-gesteigert ist vor allem durch die deutlich niedrigere Progreßrate bedingt (BEACOPP-gesteigert 2%, BEACOPP-Basis 9%, COPP+ABVD 12%).

Basierend auf diesen Ergebnissen wird BEACOPP-gesteigert zukünftig die Standardtherapie der fortgeschrittenen Stadien innerhalb der DHSG-Studien sein.

Zusammenfassung

Die Prognose der Patienten mit Hodgkin-Lymphomen in den frühen und mittleren Stadien ist außerordentlich günstig. Heute werden Heilungen bei über 90% dieser Patienten erreicht. Moderne Therapiestrategien zielen bei diesen Patientengruppen auf eine Optimierung der Behandlung bezüglich Wirksamkeit und Vermeidung von therapiebedingten Spätfolgen ab. In klinischen Studien wird der risikoadaptierte Einsatz der Behandlungsmodalitäten Chemotherapie und Strahlentherapie geprüft.

Die Hoffnung, die bislang unbefriedigende Prognose der fortgeschrittenen Stadien durch eine Dosisintensivierung konventioneller Chemotherapien zu verbessern, ist mit den bisherigen Ergebnissen der BEACOPP-Chemotherapie innerhalb der HD9-Studie der Deutschen-Hodgkin-Lymphom-Studiengruppe deutlich unterstützt worden. Eine längere Nachbeobachtung dieser Patienten wird zeigen, ob es möglich ist, Heilungsraten zu erreichen, wie sie für die frühen und mittleren Stadien beobachtet werden.

Literatur

1 Kaplan HS: Hodgkin's Disease; 2nd ed. Cambridge, MA, Harvard University Press, 1980.
2 Carde P, Hagenbeek A, Hayat M, et al.: Clinical staging versus laparotomy and combined modality with MOPP versus ABVD in early stage Hodgkin's disease. The H6 randomised trials from the European Organisation for Research and Treatment of Cancer Lymphoma Cooperative Group. J Clin Oncol 1993;11:2258.
3 Kaplan HS: Role of intensive radiotherapy in the management of Hodgkin's disease. Cancer 1966;19:356.
4 Henry-Amar M: Second cancer after the treatment for Hodgkin's disease: A report from the International Database on Hodgkin's disease. Ann Oncol 1992;3:117.
5 Specht L, Gray ML, Clarke MJ, Peto R: Influence of more extensive radiotherapy and adjuvant chemotherapy on long-term outcome of early-stage Hodgkin's disease: a meta-analysis of 23 randomized trials involving 3,888 patients. J Clin Oncol 1998;16:830.
6 Horning SJ, Hoppe RT, Hancock SL, Rosenberg SA: Vinblastine, bleomycin, and methotrexate: an effective adjuvant in favorable Hodgkin's disease. J Clin Oncol 1988;6:1822.

7   Radford JA, Cowan RA, Ryder WDJ, et al.: Four weeks of neo-adjuvant chemotherapy significantly reduces the progression rate in patients treated with limited field radiotherapy for clinical stage (CS IA/IIA Hodgkin's disease. Results of a randomised pilot study. Ann Oncol 1996;7:Abstr. 66.
8   Hagenbeek A, Carde P, Noordijk E, et al.: Prognostic factor tailored treatment of early stage Hodgkin's disease. Results from a prospective randomized phase III clinical trial in 762 patients (H7 study). Blood 1997;90 (suppl. 1): Abstr. 2603.
9   Bates NP, Williams MV, Bessel EM, et al.: Efficacy and toxicity of vinblastine, bleomycin, and methotrexate with involved-field radiotherapy in clinical stage IA and IIA Hodgkin's disease: A British National Lymphoma Investigation pilot study. J Clin Oncol 1994;12:288.
10 Noordijk EM, Carde P, Mandard AM, et al.: Preliminary results of the EORTC-GPMC controlled clinical trial H7 in early-stage Hodgkin's disease. Ann Oncol 1994;5:107.
11 Radford JA, Rohatiner AZS, Dunlop DJ, et al.: Preliminary results of a four-centre randomised trial paring weekly VAPEV-B (V) chemotherapy with the ChlVPP/EVA hybrid (H) regimen in previously untreated Hodgkin's disease (HD). Proc Am Soc Clin Oncol 1997;16: Abstr. 42.
12 Canellos Andersen JR, Propert KJ, et al.: Chemotherapy of advanced Hodgkin's disease with MOPP, ABVD or MOPP alternating with ABVD. N Engl J Med 1992;327:1478.
13 Duggan D, Petroni G, Johnson J, et al.: MOPP/ABV versus ABVD for advanced Hodgkin's disease - preliminary report of CALGB 8952 (with SWOG, ECOG, NCIC). Proc A Soc Clin Oncol 1997;16: Abstr. 43.
14 Loeffler M, Diehl V, Pfreundschuh M, et al.: Dose-response relationship of complementary radiotherapy following four cycles of combination chemotherapy in intermediate-stage Hodgkin's disease. J Clin Oncol 1997;15:2275.
15 Zittoun R, Audebert A, Hoerni B, et al.: Extended versus involved fields irradiation combined with MOPP chemotherapy in early clinical stages of Hodgkin's disease. J Clin Oncol 1985;3:207.
16 Santoro A, Bonfante V, Viviani S, et al.: Subtotal nodal (STNI) vs. involved field (IFRT) irradiation after 4 cycles of ABVD in early stage Hodgkin's disease. Proc Am Soc Clin Oncol 1996;15:Abstr. 1271.
17 Longo DL, Young RC, Wesley M, et al.: Twenty years of MOPP chemotherapy for Hodgkin's disease. J Clin Oncol 1986;4:1295.
18 Bonadonna G, Zucali R, Monfardini S, et al.: Combination chemotherapy of Hodgkin's disease with adriamycin, bleomycin, vinblastine, and imidazole carboximide versus MOPP. Cancer 1975;36:252.
19 Goldie JH, Coldman AJ: A mathematical model for relating the drug sensitivity of tumors to the spontaneous mutation rate. Cancer Treat Rep 1979;63:1727.
20 Viviani S, Bonadonna G, Santoro A, et al.: Alternating versus hybrid MOPP and ABVD combinations in advanced Hodgkin's Disease: Ten-year results. J Clin Oncol 1996;14:1421.
21 Connors JM, Klimo P, Adams G, et al.: Treatment of advanced Hodgkin's disease with chemotherapy - comparison of MOPP/ABV hybrid regimen with alternating courses of MOPP and ABVD: A report from the National Cancer Institute of Canada Clinical Trials Group. J Clin Oncol 1997;15:1638.
22 Sieber M, Rüffer U, Tesch H, et al.: Rapidly Alternating COPP+ABV+IMEP (CAI) is Equally Effective as Alternating COPP+ABVD (CA) for Hodgkin's Disease: Final Results of Two Randomized Trials For Intermediate (HD5 protocol) And Advanced (HD6 protocol) stages.American Society of Hematology. Thirty-Ninth Annual Meeting. Blood 1997;90(suppl. 1):Abstr. 2605.
23 Hasenclever D, Diehl V: The international prognostic factors project on advanced Hodgkin's disease: A prognostic index, but no very high risk group. Ann Oncol 1996;7(suppl. 3):Abstr. 65.
24 Diehl V, Sieber M, Rüffer U, et al.: BEACOPP: An intensified chemotherapy regimen in advanced Hodgkin's disease. Ann Oncol 1997;8:143.
25 Diehl V, Tesch H, Lathan B, et al.: BEACOPP, a new intensified hybrid regimen, is at least equally effective compared with COPP/ABVD in patients with advanced stage Hodgkin's lymphoma. Proc Am Soc Clin Oncol 1997;16:Abstr. 5.

Dr. Markus Sieber, Klinik I für Innere Medizin der Universität zu Köln,
Joseph-Stelzmann-Straße 9, D–50924 Köln (Deutschland)

Hochdosis-Chemotherapie mit anschließender Reinfusion autologer peripherer Stammzellen: Salvage-Maßnahme oder Alternative zur Knochenmarktransplantation?

M. Freund[a], *M. Kahrs*[a], *P. Heußner*[a], *E. K. Petershofen*[a], *P. Schöffski*[a], *J. Andres*[b], *L. Arseniev*[a], *H. Link*[a], *H. Poliwoda*[a]

[a] Abteilung Hämatologie und Onkologie, Zentrum Innere Medizin,
[b] Blutbank Immunhämatologie-Transfusionsmedizin
Medizinische Hochschule Hannover

Einleitung

Die Prognose rezidivierter und refraktärer hochgradig maligner Non-Hodgkin-Lymphome (NHL) ist schlecht. Nur wenige Patienten können durch eine erneute Chemotherapie in eine anhaltende komplette Remission gebracht werden [1–18]. Wird eine Konsilidation mit Hochdosischemotherapie und autologem Stammzellersatz durchgeführt, kann die Rate der anhaltenden kompletten Remissionen je nach Patientenkollektiv auf 20–40% angehoben werden [19–32]. Dabei ist allerdings zu beachten, daß vor allem Patienten mit chemotherapiesensiblen Tumoren von der Therapieintensivierung profitieren [33–35]. Die Ergebnisse sprechen für eine positive Beziehung zwischen Dosisintensität und Effektivität, zumindest für bestimmte Patientengruppen mit chemotherapiesensibler Erkrankung. In einer großen vergleichenden Studie hatten mäßig dosisintensivierte Therapieschemen im Vergleich zur Standardchemotherapie CHOP enttäuschende Ergebnisse [36]. Offensichtlich ist eine Steigerung der Dosisintensität bei hochmalignen NHL nur dann sinnvoll, wenn sie weit über den konventionellen Bereich hinausgeht. Dabei stößt die Dosisintensivierung innerhalb eines einmaligen Therapiezyklus wegen zunehmender Organtoxizität auf enge Grenzen. Eine Alternative könnte die Entwicklung von intensiven, in rascher Abfolge mehrfach zu applizierender Therapieschemen sein. Zur Beschleunigung der hämatopoetischen Rekonstitution bietet sich dabei eine Reinfusion von peripheren Progenitorzellen an [37–42].

Vor diesem Hintergrund haben wir eine Phase-I/II-Studie durchgeführt. Ziel der Studie war die Entwicklung einer neuen hochdosierten Kombination aus Methotrexat, Ifosfamid, Cytosin-Arabinosid, Etoposid und Prednisolon unter Reinfusion von peripheren Blutstammzellen.

Material und Methoden

Patienten

Fünfzehn Patienten mit hochmalignen rezidivierten und refraktären Non-Hodgkin-Lymphomen wurden aufgenommen. Der Altersmedian der Patienten betrug 39 Jahre (23–58 Jahre). Sieben Patienten hatten ein zentroblastisches NHL. Bei je einem Patienten lag ein großzelliges mediastinales B-Zell-Lymphom mit Sklerose, ein immunoblastisches NHL, ein hochmalignes pleomorphes T-NHL oder ein großzellig anaplastisches NHL vor. Bei je 2 weiteren Patienten bestand ein großzellig anaplastisches T-NHL, oder die Histologie war nicht klassifizierbar.

Alle Patienten befanden sich in fortgeschrittenen Stadien der Erkrankung und hatten eine ausgedehnte Vortherapie. Bei 4 Patienten lag ein Stadium II, bei 5 ein Stadium III und bei 6 ein Stadium IV vor. Sieben Patienten waren vorbestrahlt. Nur 2 Patienten hatten ein erstes Rezidiv. Acht Patienten waren refraktär auf die vorausgehende Chemotherapie, 2 weitere hatten unter der vorausgehenden Therapie maximal eine partielle Remission erreicht, 2 befanden sich im 2. und 3. Rezidiv und ein weiterer Patient hatte ein Rezidiv nach einer vorausgehenden autologen Knochenmarktransplantation.

Therapie und Stammzellseparation

Die Therapie bestand aus einer Vorphase zur Zytoreduktion und Stammzellmobilisation und aus bis zu 4 Kursen Hochdosischemotherapie. Zur Stammzellmobilisation wurden in der Vorphase 12 µg G-CSF (Filgrastim) pro kg Körpergewicht 2 × täglich s.c. gegeben. Des weiteren erfolgte in dieser Phase zur Zytoreduktion eine Gabe von Vincristin 1,4 mg/m^2 (maximal 2 mg) i.v. an den Tagen 1 und 8 sowie Prednisolon 60 mg/m^2 p.o. von Tag 1 bis 10.

Die Hochdosischemotherapie MIVA bestand aus einer Kombination von Methotrexat 5000 mg/m^2 als 24-h-Dauerinfusion am Tag 1, Ifosfamid i.v. an den Tagen 1–4, Etoposid i.v. an den Tagen 3 und 4 morgens, Cytosin-Arabinosid 1000 mg/m^2 i.v. an den Tagen 3 und 4 abends sowie Prednisolon 60 mg/m^2 p.o. an den Tagen 1–4. Der Leukovorin-Rescue erfolgte mit reduzierten Dosen, in der Regel Stunde 42 mit 30 mg/m^2 i.v. und 2 weiteren Gaben von 15 mg/m^2 p.o. Stunde 48 und 54. Der Behandlungsplan sah eine Intensivierung des Rescue bei inadäquatem Abfall der Methotrexatspiegel vor. Begleitend erfolgte die übliche Flüssigkeitszufuhr mit Alkalisierung des Urins und Zystitisprophylaxe mit Mesna.

Die Reinfusion der kryokonservierten peripheren Stamm- und Progenitorzellen wurde in der Regel am Tag 5 für die Dosiseskalationsstufen 1–4 und am Tag 6 für die Dosisstufe 4 b durchgeführt. Beginnend mit dem ersten Tag nach der Hochdosischemotherapie wurde G-CSF 5 µg/kg s.c. täglich bis zum Wiederanstieg der Granulozyten über 1000/µl und bis nach der Durchführung einer eventuellen erneuten Stammzellapherese gegeben.

Die Dosiseskalation sah 5 Dosisstufen vor. In den Stufen 1–4 wurde Etoposid von einer Dosis von 170 mg/m^2 über 250 mg/m^2 und 370 mg/m^2 auf 500 mg/m^2 gesteigert. In der Dosiseskalationsstufe 4 b wurde die Ifosfamiddosis von 1500 mg/m^2 auf 2500 mg/m^2 gesteigert und die Applikation von einer Kurzinfusion über 1 Stunde auf eine 24-h-Dauerinfusion umgestellt. Die Hochdosistherapie wurde maximal 4 × wiederholt. Der Therapieplan ist in Abbildung 1 dargestellt.

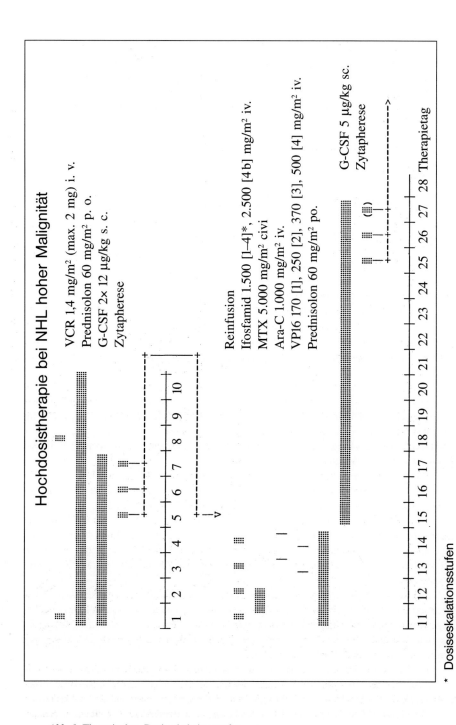

Abb. 1. Therapieplan. Dosiseskalationsstufen.

Stammzellapheresen erfolgten in der Vorphase an den Tagen 5, 6 und 7 in der Blutbank der Medizinischen Hochschule. Nach den Hochdosischemotherapiekursen wurden weitere Apheresen zum Zeitpunkt des Anstiegs der Leukozyten durchgeführt. Für die Separation wurden Geräte von Typ Baxter CS 3000 und Cobe Spectra verwendet. Die Kryokonservierung erfolgte nach Standardmethoden. Der Qualität der Präparate wurde durchflußzytometrisch durch Bestimmung der CD34+-Zellen und der CFU-GM kontrolliert.

Ergebnisse

Die Vorphasentherapie wurde von den Patienten hervorragend vertragen. Trotz Induktion einer massiven Leukozytose von bis zu 150000/µl wurde keinerlei Leukostasesymptomatik beobachtet. Der Verlauf der Leukozytenzahlen ist in Abbildung 2 dargestellt. Eine erhebliche Heterogenität des Ansprechens ist auffällig. Bei Patienten mit massiver Vortherapie, insbesondere ausgedehnter Vorbestrahlung, stiegen die Leukozytenzahlen kaum oder nur zögernd an.

Bei einer Reihe der Patienten zeigte sich unter der Separation eine Tendenz zu fallenden Thrombozytenzahlen (s. Abb. 3). Diese Tendenz ist am ausgeprägtesten bei den Patienten mit massiver Vortherapie, insbesondere Vorbestrahlung. Keiner der Patienten hatte eine klinisch relevante Blutungsneigung.

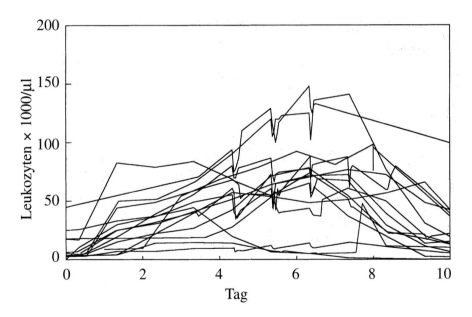

Abb. 2. Verlauf der Leukozytenzählung in der Vorphase zur Mobilisierung peripherer Stammzellen zwischen Tag 0 und 10.

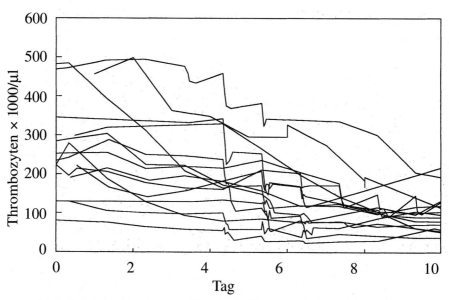

Abb. 3. Verlauf der Thrombozytenzählung in der Vorphase zwischen Tag 0 und 10.

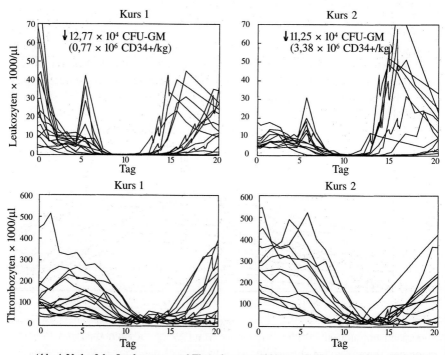

Abb. 4. Verlauf der Leukozyten- und Thrombozytenzählung nach Kurs 1 und 2 der Hochdosischemotherapie unter Gabe von G-CSF (Figrastim) und Stammzellsupport.

45 Kurse der Hochdosischemotherapie waren in bezug auf die Toxizität auswertbar. Bei allen Patienten trat eine Hämatotoxität Grad 4 WHO auf. Die Zeitdauer der kritischen Toxität blieb jedoch kurz: Die mediane Dauer der Neutropenie unter 500/µl und der Thrombopenie unter 20000/µl betrug nach dem ersten Hochdosischemotherapiekurs 7 Tage bzw. 5 Tage und nach dem 2. Kurs 3 Tage bzw. 2 Tage. Der Verlauf von Leukozyten- und Thrombozytenzahlen geht aus der Abb. 4 hervor.

Neben der zeitlich begrenzten Hämatotoxität standen gastrointestinale Nebenwirkungen im Vordergrund. Im einzelnen (Grad 3 und 4 WHO): Übelkeit und Erbrechen 20%, Mukositis 54%, Diarrhö 16%, Transaminasenanstieg 31%. In 4% der Kurse war eine Hauttoxizität zu beobachten. Trotz der kurzen Dauer der Neutropenie traten durch die Kombination mit der gleichzeitig bestehenden gastrointestinalen Toxizität eine Reihe infektiöser Komplikationen auf: Sepsis bei 16% der Kurse, lokale Infektionen bei 23% der Kurse und Fieber unklaren Ausgangsorts bei 14% (Grad 3 und 4 WHO).

Zwischen den Dosiseskalationsstufen 1–4 fanden sich keine klinisch bedeutsamen Unterschiede in den Toxizitäten. Die Erhöhung der Ifosfamiddosis von 1500 mg/m^2 auf 2500 mg/m^2 (Tag 1–4) führte jedoch zu einer deutlichen Steigerung der Nebenwirkungen. Auffällig war vor allem eine Zunahme der gastrointestinalen Toxizität: Übelkeit und Erbrechen fanden sich bei 55% der Kurse (gegenüber 9% der Kurse auf den Dosisstufen 1–4; Grad 3 und 4 WHO). Mukositis trat bei 82% der Kurse auf (43%), Diarrhö bei 54% (3%). Die Zunahme der Nebenwirkungen war assoziiert mit einem verzögerten Abfall der Methotrexatspiegel bei den Patienten mit der erhöhten Ifosfamiddosis. Die Mittelwerte für die Methotrexatspiegel in den Dosisstufen 1–4 betrugen im Vergleich mit der Dosisstufe 4b bei Stunde 54 0,24 gegenüber 0,60 µmol/l, bei Stunde 60 0,19 gegenüber 0,66 µmol/l und bei Stunde 72 0,19 gegenüber 0,20 µmol/l.

Zehn der 15 Patienten sprachen auf die Therapie an (4 CR und 6 PR). Zwei Patienten hatten keine Veränderungen und bei 2 Patienten war die Erkrankung progredient. Ein weiterer Patient verstarb therapieassoziiert.

Diskussion

Die Ergebnisse der Studie zeigen die Möglichkeiten und Probleme konsequenter Therapieintensivierung unter Einsatz von Wachstumsfaktoren und Reinfusion von peripheren Stammzellen.

Die Knochenmarktoxizität der hochdosierten Chemotherapie konnte in dem behandelten Patientenkollektiv trotz teils erheblicher Vorbehandlung durch den Stammzellsupport dramatisch vermindert werden. Es ist vor allem die rasche Regeneration der Thrombozyten bemerkenswert. Die beobachteten kurzen Regenerationszeiten stehen im Einklang mit Ergebnissen anderer Studiengruppen [43–45].

Auf der anderen Seite treten unter der Hochdosistherapie Organtoxizitäten in den Vordergrund und werden zum führenden Problem. Methotrexat ist in dem vorliegenden Schema die hauptverantwortliche Komponente für die beobachteten Organtoxitäten, allen voran die Schleimhauttoxizität. Überraschend ist die Steigerung der methotrexatbedingten Toxizität durch die Erhöhung der Ifosfamiddosis und Gabe als 24-h-Dauerinfusion. Dabei ist es unwahrscheinlich, daß die vermehrte Toxizität direkt durch Ifosfamid hervorgerufen wird. Es fanden sich am Ende der Ifosfamiddauerinfusion erhöhte Methotrexatspiegel. Somit ist eine Interaktion mit der Methotrexatausscheidung anzunehmen.

Insgesamt ist das entwickelte Therapieschema bei Patienten mit massiv vorbehandelten hochmalignen NHL effektiv. Begrenzender Faktor für die Dosiseskalation ist eine Interaktion zwischen der Ifosfamiddauerinfusion und der Methotrexatausscheidung. Die Reinfusion von peripheren Progenitorzellen führt zu einer massiven Verkürzung der hämatopoetischen Regenerationszeiten und erleichtert eine repetitive Gabe der Therapie. Das Therapieschema bietet sich als komplementäre Konsilidationstherapie nach dem Standardtherapieschema CHOP für Patienten mit hochmalignen NHL und hohem Rezidivrisiko an.

Zusammenfassung

15 Patienten mit rezidivierten und refraktären hochmalignen Non-Hodgkin-Lymphomen wurden mit insgesamt 45 Kursen einer neuentwickelten hochdosierten Kombination aus Methotrexat, Ifosfamid, Etoposid, Cytosin-Arabinosid und Prednisolon mit peripherem Stammzellsupport behandelt. Trotz massiver Vortherapie konnten 4 komplette und 6 partielle Remissionen erzielt werden. Im Rahmen einer Dosis-Eskalation der eingesetzten Substanzen erwies sich die Mukositis als die dosislimitierende Toxizität. Ihre Hauptursache liegt in einer Interaktion zwischen hochdosierter Infusion von Ifosfamid und Methotrexat-Elimination.

Literatur

1. Cabanillas F: Experience with salvage regimes at M.D. Anderson Hospital. Ann Oncol 1991;2 (suppl 1):31–32.
2. Willemze R, Peters WG, Colly LP: Short-term intensive treatment (V.A.A.P.) of adult acute lymphoblastic leukemia and lymphoblastic lymphoma. Eur J Haematol 1988;41:489–495.
3. Cabanillas F, Rodriguez B, Bodey GP: Ifosfamide, methotrexate, and vincristine (IMV) combination chemotherapy as secondary treatment for patients with malignant lymphoma. Cancer Treat Rep 1980;64:933–937.
4. Kantarjian H, Barlogie B, Plunkett W, Velasquez W, McLaughlin P, Riggs S, Cabanillas F: High-dose cytosine arabinoside in non-Hodgkin's lymphoma. J Clin Oncol 1983;1:689–694.
5. Adelstein DJ, Lazarus HM, Hines JD, Herzig RH: High-dose cytosine arabinoside in previously treated patients with poor-prognosis non-Hodgkin's lymphoma. Cancer 1985;56:1493–1496.
6. Dovey GJ, Child JA, Simmons AV, et al: Ifosfamide and mitoxantrone (I-M) in relapsed and refractory high grade non-Hodgkin's lymphoma and Hodgkin's disease. Hematol Oncol 1990;8:205–213.
7. Johnson PWM, Seetenham JW, McCallum P, Norton AJ, Rohatiner AZS: E-SHAP: Inadequate treatment for poor prognosis recurrent lymphoma. Ann Oncol 1993;4:63–67.
8. Cabanillas F, Hagemeister FB, McLaughlin P, Velasquez WS, Riggs S, Fuller L, Smith T: Results of MIME salvage regimen for recurrent or refractory lymphoma. J Clin Oncol 1987;5:407–412.

9   Buzzoni R, Colleoni M, Bajetta E, Nolé F, Nelli P, De Palma CA, de Braud F: Effective salvage chemotherapy in relapsed or refractory non-Hodgkin's lymphoma. Ann Oncol 1993;4:251–253.
10 Velasquez WS, Cabanillas F, Salvador P, et al: Effective salvage therapy for lymphoma with cisplatin in combination with high-dose Ara-C and dexamethasone (DHAP). Blood 1988;71:117–122.
11 Neidhart JA, Kubica R, Stidley C, Pfile J, Clark D, Rinehart J: Multiple cycles of dose-intensive cyclophosphamide, etoposide, and cisplatinum (DICEP) produce durable responses in refractory non-Hodgkin's lymphoma. Cancer Invcest 1994;12:1–11.
12 Prescott RJ, Leonard RC: Pilot study and randomised trial of mitozantrone and ifosfamide for relapsed non-Hodgkin's lymphoma. Scotland and Newcastle Lymphoma Group (SNLG) working party on therapy. Leuk Lymphoma 1993;11:111–114.
13 Hickish T, Roldan A, Cunningham D, Mansi J, Ashley S, Nicolson V, Gore ME, Catovsky D, Smith IE: EP. Br J Cancer 1993;68:599–604.
14 Wilson WH, Bryant G, Bates S, et al: EPOCH chemotherapy: Toxicity and efficacy in relapsed and refractory non-Hodgkin's lymphoma. J Clin Oncol 1993;11:1573–1582.
15 Sparano JA, Wiernik PH, Leaf A, Dutcher JP: Infusional cyclophosphamide, doxorubicin, and etoposide in relapsed and resistant non-Hodgkin's lymphoma: Evidence for a schedule-dependent effect favoring infusional administration of chemotherapy. J Clin Oncol 1993;11:1071–1079.
16 Sweetenham JW, McKendrick JJ, Mead GM, Whitehouse JM: Prednisolone, cytosine arabinoside, lomustine (CCNU), etoposide and thioguanine (PACET) combination chemotherapy for relapsed or refractory non-Hodgkin's lymphoma. Eur J Cancer 1993;29A:190–192.
17 Herbrecht R, Damonte JC, Dufour P, Maloisel F, Liu KL, Ortiz S, Bergerat JP, Oberling F: Etoposide, ifosfamide, and methotrexate combination chemotherapy for aggressive non-Hodgkin's lymphomas after failure of the LNH 84 regimen. Semin Oncol 1992;19:7–10.
18 de Lord C, Newland AC, Linch DC, Vaughan Hudson B, Vaughan Hudson G: Failure of IMVP-16 as second-line treatment for relapsed or refractory high grade non-Hodgkin's lymphoma. Hematol Oncol 1992;10:81– 86.
19 Chapuis B, Maurice HP, Aapro M, Pipard G: Intensive treatment and autologous bone marrow transplantation in cases of leukemias and lymphomas in relapse. Schweiz Med Wochenschr 1985;115:1522–1523.
20 Rabinowe SN, Neumunaitis J, Armitage J, Nadler LM: The impact of myeloid growth factors on engraftment following autologous bone marrow transplantation for malignant lymphoma. Semin Hematol 1991;28:6–16.
21 Takvorian T, Canellos GP, Ritz J, Freedman AS, Anderson KC, Maugh P, Tarbell N, Coral F: Prolonged disesase-free survival after autologous bone marrow transplantation in patients with non-Hodgkin's lymphoma with a poor prognisis. N Engl J Med 1987;316:1499–1506.
22 Rosenberg SA: Autologous bone marrow transplantation in non-Hodgkin's lymphoma. N Engl J Med 1987;36:1543–1544.
23 Singer CR, Goldstone AH: Clinical studies of ABMT in non-Hodgkin's lymphoma. Clin Haematol 1986;15:105–150.
24 Carella AM, Santini G, Giordano D, Frassoni F, Nati S, Congiu A, Occhini D, Rossi E: High-dose chemotherapy and non-frozen autologous bone marrow transplantation in relapsed advanced lymphomas or those resistant to conventional chemotherapy. Cancer 1984;54:2836–2839.
25 Tannir NM, Spitzner G, Zander AR, Jagannath S, Kanojia M, Vellekoop L, McLaughlin P, Hagemeister FJ: High-dose chemoradiotherapy and bone marrow transplantation in patients with refractory lymphoma. Eur J Cancer Clin Oncol 1985;1985:1091–1096.
26 Phillips GL, Herzig RH, Lazarus HM, Fay JW, Wolff SN, Mill WB, Lin H-S, Thomas PRM: Treatment of resistant malignant lymphoma with cyclophosphamide, total body irradiation and transplantation of cryopreserved autologous marrow. N Engl J Med 1984;320:1557–1561.
27 Gulati SC, Shank B, Black P, Yopp J, Koziner B, Straus D, Filippa D, Kempin S, Castro-Malaspina H, Cunningham I, Berman E, Coleman M, Langleben A, Colvin OM, Fuks Z, O'Reilly R, Clarkson B: Autologous bone marrow transplantation for patients with poor-prognosis lymphoma. J Clin Oncol 1288;6:1303–1313.
28 Vose JM, Armitage JO, Biermann PJ, Weisenburger DD, Hutchins M, Dowling MD, Moravec DF, Sorensen S, Okerbloom J, Bascom G, Howe D, Johnson PS, Langdon RM Jr, Mailliard J, Pevnick W, Westberg M, Kesinger A: Salvage therapy for relapsed or refractory non-Hodgkin's lymphoma utilizing autologous bone marrow transplantation. Am J Med 1989;87:285–288.

29 Armitage JO: Bone marrow transplantation in the treatment of patients with lymphoma. Blood 1989;73:1749–1758.
30 Pedrazzini A, Freedman AS, Nadler LM: Autologous bone marrow transplantation in non-Hodgkin's lymphomas. Biochim Biophys Acta 1989;989:11–24.
31 Stahel RA, Jost LM, Burger J, Honegger H-P, Brun del Re GP, Gmür J: Intensive chemoradiotherapy with autologous bone marrow support in malignant lymphoma. Indications and own experience. Schweiz Med Wochenschr 1989;119:911–917.
32 Colombat P, Gorin NC, Lemonnier MP, Binet C, Laporte JP, Douay L, Desbois I, Lopez M, Lamagnere JP, Najman A: The role of autologous bone marrow transplantation in 46 adult patients with non-Hodgkin's lymphomas. J Clin Oncol 1990;8:630–637.
33 Philip T, Armitage JO, Spitzner G, Chauvin F, Jagannath S, Cahn JY, Colombat P, Goldstone AH, Gorin NC, Flesch M, Laporte JP, Maraninchi D, Pico J, Bosly A, Anderson C, Schots R, Biron P, Cabanillas F, Dicke K: High-dose therapy and autologous bone marrow transplantation after failure of conventional therapy in adults intermediate-grade or high-grade non-Hodgkin's lymphoma. N Engl J Med 1987;316:1493–1499.
34 Vose JM, Anderson JR, Kessinger A, Bierman PJ, Coccia P, Reed EC, Gordon B, Armitage JO: High-dose chemotherapy and autologous hematopoietic stem-cell transplantation for aggressive non-Hodgkin's lymphoma. J Clin Oncol 1993;11:1846–1851.
35 Wheeler C, Strawderman M, Ayash L, et al: Prognostic factors for treatment outcome in autotransplantation of intermediate-grade and high-grade non-Hodgkin's lymphoma with cyclophosphamide, carmustine, and etoposide. J Clin Oncol 1993;11:1085–1091.
36 Fisher RI, Gaynor ER, Dahlberg S, Oken MM, Grogan TM, Mize EM, Glick JH, Coltman CA, Miller TP: Comparison of a standard regimen (CHOP) with three intensive chemotherapy regimes for advanced non-Hodgkin's lymphoma. N Engl J Med 1993;328:1002–1006.
37 Pettengell R, Testa NG, Swindell R, Crowther D, Dexter TM: Transplantation potential of hematopoietic cells released into the circulation during routine chemotherapy for non-Hodgkin's lymphoma. Blood 1993;82:2239–2248.
38 Kessinger A, Vose JM, Bierman PJ, Armitage JO: High-dose therapy and autologues peripheral stem cell transplantation for patients with bone marrow metastases and relapsed lymphoma: An alternative to bone marrow purging. Exp Hematol 1991;19:1013–1016.
39 Kotasek D, Shepard KM, Sage RE, Dale BM, Norman JE, Charles P, Gregg A, Pillow A, Bolton A: Factors affecting blood stem cell collections following high-dose cyclophosphamide mibilization in lymphoma, myeloma and solid tumors. Bone Marrow Transplant 1992;9:11–17.
40 Fukuda M, Kojima S, Matsumoto K, Matsuyama T: Autotransplantation of periphal blood stem cells mobilized by chemotherapy and recombinant human granulocyte colony-stimulating factor in childhood neuroblastoma and non-Hodgkin's lymphoma. Br J Haematol 1992;80:327–331.
41 Brice P, Marolleau JP, Dombret H, Lepage E, Baruchel A, Adam M, Miclea JM, Sitthy X, Gisselbrecht C: Autologous peripheral blood stem cell transplantation after high dose therapy in patients with advanced lymphomas. Bone Marrow Transplant 1992;9:337–342.
42 Rapoport AP, Rowe JM, Heal JM, Tanner MA, DiPersio JF: Treatment of relapsed or refractory Hodgkin's disease and non-Hodgkin's lymphoma with high-dose chemoradiotherapy followed by unstimulated autologous periphal stem cell rescue. Am J Hematol 1992;40:86–92.
43 Sheridan WP, Begley CG, Juttner CA, Szer J, To LB, Maher D, McGrath KM, Morstyn G, Fox RM: Effect of peripheral blood progenitor cells mobilised by filgrastim (G-CSF) on platelet recovery after high-dose chemotherapy. Lancet 1992;339:640–644.
44 Shpall EJ, Jones RB, Franklin W, Bearman S, Stemmer S, Hami H, Petsche D, Taffs S, Myers S, Purdy M, Heimfeld S, Hallagan J, Berenson RJ: Transplantation of enriched autologous CD34+ hematologic progenitor cells into breast cancer patients following high-dose chemotherapy (abstract). Proc Am Soc Clin Oncol 1993;12:105.
45 Gianni AM, Siena S, Bregni M, Tarella C, Stern AC, Pileri A, Bonadonne G: Granulocyte-macrophage colony-stimulating factor to harvest circulating haemapoietic stem cells for autotransplantation. Lancet 1989;ii:580–585.

Prof. Dr. M. Freund, Abteilung Hämatologie und Onkologie, Universität Rostock,
Ernst-Heydemann-Straße 6, D-18057 Rostock (Deutschland)

Diehl V, Schlag R, Thiel E (Hrsg): Morbus Hodgkin und Non-Hodgkin-Lymphome.
2., überarbeitete Auflage. Basel, Karger, 1998, pp 119–143

Maligne Lymphome der Haut
Klinische Besonderheiten und aktuelle Therapiekonzepte

Frank O. Nestle, Monika Hess, Reinhard Dummer, Günter Burg

Dermatologische Klinik, Universitätsspital Zürich

Einleitung

Die kutanen Lymphome gehören zu den extranodalen Non-Hodgkin-Lymphomen [1]. Sie treten primär an der Haut auf und bleiben überwiegend auf das Hautorgan begrenzt. Ihre Häufigkeit ist mit etwa 1 pro 100000 Einwohner pro Jahr anzunehmen. Dabei handelt es sich in ca. 65% der Fälle um kutane T-Zell-Lymphome, 25% B-Zell-Lymphome und 10% seltene Entitäten oder nicht-klassifizierbare Lymphome (Tab. 1).

Die Haut als «Homing-Organ»

Während der strukturelle Aufbau des Lymphknotens grundsätzlich sphärisch und dreidimensional gestaltet ist, findet sich in der Haut ein zweidimensionaler Schichtenaufbau in T-Zonen (Stratum papillare einschließlich Epidermis, subkutanes Fettgewebe) und B-Zonen (überwiegend mittleres und tiefes Korium). Dieser Schichtenaufbau setzt sich auch entlang der Adnexstrukturen (Haarfollikel, Schweißdrüsen), die zur T-Zone gehören, fort.

In der Haut finden sich grundsätzlich alle zellulären Elemente, die für den Aufbau und den Ablauf einer immunologischen Reaktion erforderlich sind.

Ein Teil der im Rahmen lymphoproliferativer Infiltrate der Haut anzutreffenden Zellen (z.B. Keimzentrumszellen) gehören nicht zum regulären Armatorium des Hautorgans. Sie stammen entweder aus der peripheren Zirkulation oder aus sogenannten perivaskulären und periadnexiellen Indifferenzzonen.

Tab. 1. Klassifikation der kutanen Non-Hodgkin-Lymphome nach der Kiel-, REAL-, EORTC-Klassifikation und Working Formulation

Kiel-Klassifikation+	Working Formulation+	REAL/WHO-REAL+	EORTC
T-Zell-Lymphome			
Lymphome der T-Vorläuferzellen T-lymphoblastisches Lymphom/Leukämie*	ML, lymphoblastisch (I)	Lymphome der T-Vorläuferzellen T-lymphoblastisches Lymphom/Leukämie*	–
Peripheres T-Zell-Lymphom T-chronische lymphozytische Leukämie*	ML, kleinzellig-lymphozytisch (A)	Peripheres T-Zellymphom T-chronische lymphozytische Leukämie*	–
Mycosis fungoides (MF)	Mycosis fungoides	Mycosis fungoides	Mycosis fungoides
Sézary-Syndrom	Sézary-Syndrom	Sézary-Syndrom	Sézary-Syndrom
Pagetoide Retikulose	–	–	Pagetoide Retikulose
Pleomorphes T-Zell-Lymphom, HTLV-1±, klein-, mittel-, großzellig	ML, polymorph	(Peripheres T-Zellymphom, nicht spezifiziert)	Pleomorphes T-Zell-Lymphom, CD30±, klein-, mittel-, großzellig
Immunoblastisches Lymphom, (CD30+)	ML, großzellig, immunoblastisch	–	Immunoblastisches Lymphom, (CD30+)
Großzellig anaplastisches Lymphom (CD30+)	–	Großzellig anaplastisches Lymphom (CD30+)	Großzellig anaplastisches Lymphom (CD30+)
B-Zell-Lymphome			
B-chronische lymphozytische Leukämie*	ML, kleinzellig-lymphozytisch (A)	B-chronische lymphozytische Leukämie*	–
Lymphoplasmozytoides Immunozytom	ML, kleinzellig-lymphozytisch plasmozytoid	Lymphoplasmozytoides Immunozytom / Marginalzonen-B-Zell-Lymphom	Immunozytom / Marginalzonen-B-Zell-Lymphom
Plasmozytom	Extramedulläres Plasmozytom	Plasmozytom	Plasmozytom
Zentroblastisch/zentrozytisches Lymphom	ML, klein/großzellig gemischt (B-G)	Follikuläres Keimzentrums-Lymphom, klein-mittel-großzellig	Follikuläres Keimzentrums-Lymphom
Zentroblastisches Lymphom	ML, großzellig (D,G)	Großzelliges B- Zell-Lymphom	Großzelliges B- Zell-Lymphom des Beins

(s. Fortsetzung)

Zentrozytisches (Mantelzell-) Lymphom	ML, kleinzellig (E,G)	Mantelzell-Lymphom	–
Immunoblastisches Lymphom	ML, großzellig, immunoblastisch (H)	Großzelliges B-Zell-Lymphom	Großzelliges B-Zell-Lymphom des Beins
Burkitt-Lymphom	ML, kleinzellig, Burkitt (J)	Burkitt-Lymphom	–
Marginalzonen-(SALT)-Lymphom	–	Marginalzonen-B-Zell-Lymphom	Immunozytom / Marginalzonen-B-Zell-Lymphom
Seltene Formen lymphoproliferativer Erkrankungen			
Granulomatous slack skin	–	–	Granulomatous slack skin
Lymphomatoide Papulose	–	–	Lymphomatoide Papulose
Lipotropes T-Zell-Lymphom	–	Subkutanes, pannikulitisches T-Zell-Lymphom	Subkutanes, pannikulitisches T-Zell-Lymphom
NK Zell Lymphom (CD56+)	–	–	–
Adultes T-Zell-Lymphom (ATL)	–	Adultes T-Zell-Lymphom (ATL)	–
T-Zell-reiches B-Zell-Lymphom	–	–	–
B-Zell-reiches T-Zell-Lymphom	–	–	–
Angioimmunoblastisches T-Zell-Lymphom (AILD)	–	Angioimmunoblastisches T-Zell-Lymphom (AILD)	–
Lymphoepitheloide Lymphom (Lennert)*	–	–	–
Systemische Angioendotheliomatose (angiotropes Lymphom) (>T)	–	–	Intravaskuläres großzelliges B-Zell-Lymphom
Midline-Granuloma	–	–	–
Lymphomatoide Granulomatose (Liebow) (angiozentrisch, angiodestruktiv)	–	–	–

ML = Malignes Lymphom, CLL=chronisch lymphatische Leukämie.
* Meist sekundärer Hautbefall, + adaptiert.

Pathogenese

Kutane T-Zell-Lymphome (CTCL)

Seren von Patienten mit Mycosis fungoides (MF) und Sézary-Syndrom (SS) sind meist HTLV-I-negativ [2–3] Durch Einsatz der sensitiveren Polymerase-Kettenreaktion (PCR) konnten bei HTLV-I-seronegativen Patienten mit verschiedenen Primer-Sets aus der pol, env oder pX-Region des HTLV-I-Genoms provirale Sequenzen des Retrovirus nachgewiesen werden [4]. Diese Untersuchungsergebnisse könnten ein Hinweis dafür sein, daß bei einzelnen CTCL retrovirale Promotorsequenzen eine pathogenetische Rolle spielen.

Keratinozyten, Melanozyten, Langerhans-Zellen, Fibroblasten, dermale dendritische Zellen und andere Zellen der Haut unterhalten ein komplexes Zytokinnetzwerk, das sowohl für das normale Wachstum als auch für pathologische Reaktionsmuster von entscheidender Bedeutung sein kann [5]. Bei den niedrig-malignen CTCL weisen histologische Phänomene wie Epidermotropismus der Tumorzellen, Immunophänomene (Erhöhung von IgE und IgA, verminderte NK-Zell-Aktivität) oder klinische Phänomene, z.B. erhöhtes Zweitmalignomrisiko oder verminderte Typ-IV-Reaktion auf Veränderungen im Zytokinnetzwerk hin [6]. Immunhistochemische Untersuchungen bei CTCL zeigen, daß die frühen Krankheitsphasen durch verlängerte Überlebenszeit (verminderte Apoptose) der Infiltratzellen und die späten Krankheitsphasen durch eine vermehrte Proliferation gekennzeichnet sind. Die verminderte IFN-γ- und IL-4-Synthese bei CTCL läßt sich über eine Dysbalance von T-Helfer-1- (TH-1-) und T-Helfer-2-Zellen (TH-2-Zellen) erklären [7].

Da es sich bei dem Auftreten von CTCL um ein vergleichsweise seltenes Ereignis handelt (max. 1 pro 100000 pro Jahr), wird davon ausgegangen, daß nur eine bestimmte Konstellation ätiopathogenetischer Faktoren zur Entwicklung eines CTCL führt. Nach dem Initiationsprozeß (DNA-Schädigung) führt eine langsame Phase der Promotion schließlich zur tumorösen Transformation. In einem hypothetischen Modell zur Pathogenese der CTCL werden die folgenden 3 zellulären und strukturellen Elemente der Haut als essentielle pathogenetische Komponenten betrachtet: (a) Keratinozyten bzw. Keratinozyten-Langerhans-Zelleinheit; (b) Lymphozyten mit autoimmunem Reaktionspotential; (c) dermale dendritische Zellen [8]. Daneben spielen möglicherweise weitere Komponenten eine wichtige Rolle (Endothelzellen, Fibroblasten, Mastzellen, perivaskuläre «indifferente» Zellen).

Keratinozyten sind die Zielzellen lymphozytärer Infiltrate im Rahmen zellvermittelter Spättypreaktion, die in ihrem histomorphologischen und funktionellen Aufbau einer ekzematösen Spättypreaktion entsprechen. Neben kleinmolekularen Antigenen [9, 10] könnten Virusinfektionen der Keratinozyten-Langerhans-Zelleinheit [4, 11] oder Kreuzantigene epithelialer Tumoren [12] eine Rolle spielen.

Keratinozyten sind potente Zytokinbildner [5]. Sie bilden IL-1, das wiederum zur Bildung von Lymphozyten-stimulierendem IL-2 in den Langerhans-Zellen führt;

weitere Keratinozyten-Zytokine sind IL-6, TNF-alpha, IL-8, IL-3, CSF, IL-10, TGF und andere. Insbesondere die Produktion von möglichen Wachstumsfaktoren für CTCL wie IL-7 [13] und IL-15 [14] ist hervorzuheben. Diese enorme immunsekretorische Leistung macht die Keratinozyten zu einem wichtigen Element innerhalb des Zytokinnetzwerkes bei CTCL.

Eine weitere wichtige Komponente bei der Entwicklung lymphoproliferativer Prozesse in der Haut sind die dendritischen Zellen der Epidermis und des Koriums. Wie in entzündlichen Infiltraten, so findet sich auch bei niedrig-malignem CTCL ein vermehrtes Auftreten von dendritischen Zellen, die den funktionellen Phänotyp antigenpräsentierender Zellen tragen [8]. In der stufenweisen Pathogenese der CTCL [8] kommt den dermalen dendritischen Zellen (DDC) auf unterschiedlichen pathogenetischen Ebenen eine wichtige Bedeutung zu: Rekrutierung von T-Helfer-Memory-Zellen aus der Zirkulation durch Interaktion von Rezeptormolekülen mit ihren entsprechenden Liganden (LFA-1/ICAM-1; VLA-4/VCAM-1; CLA/E-Selektin); Präsentation eines Mitogens oder Superantigens durch die DDC mit Ausdifferenzierung der Lymphozyten zu T-Helfer-2-Zellen mit entsprechendem Zytokinprofil (IL-4, IL-5, IL-10); bei anhaltender Stimulation der T-Zellen steigt die Chance der Entstehung eines malignen Klones, zumal es gleichzeitig zu einer Verminderung der NK-Zell-Aktivität kommt [15]. In der letzten Stufe zur tumorösen Transformation verliert der maligne Klon die Abhängigkeit von einem T-Helfer-2-Zytokin-Mikroenvironment und zeigt autonome Proliferation.

Die Lymphozyten sind die wichtigste Komponente des lymphoproliferativen Prozesses bei CTCL. In frühen Stadien findet sich eine Vermehrung der malignen Zellpopulation nicht durch vermehrte Proliferation, sondern durch eine Anreicherung maligner Zellen aufgrund verlängerten Überlebens bzw. einer verminderten Apoptoserate. BCL-2, ein die Apoptose inhibitierendes Protein, wird bei CTCL exprimiert [16]. Die Proliferationsrate (Ki-67, PCNA) ist in frühen CTCL-Infiltraten nicht erhöht. Erst in fortgeschrittenen Stadien kommt es zu einer Expansion des malignen Zellklons durch vermehrte Proliferation.

Phänotypisch finden sich in den frühen Stadien T-Helfer-Memory-Zellen mit einem Überwiegen von TH-2-Zellen, die insbesondere die Zytokine IL-4 und IL-10 sezernieren. Diese Faktoren können ein immunsupprimierendes Environment schaffen, das die Anschoppung maligner Zellen in der Haut ermöglicht und weitere Phänomene, wie Erhöhung der Immunglobuline IgE und IgA oder Verminderung der NK-Aktivität, erklären kann. Therapeutisch bei CTCL wirksames IFN-α greift in dieses System über eine Aktivierung zytotoxischer Zellen und die Induktion von TH-1-Zytokinen ein.

Kutane B-Zell-Lymphome (CBCL)
Normalerweise werden unstimulierte «naive» B-Zellen unter Vermittlung entsprechender T-Zellen und interdigitierender dendritischer Zellen zur Proliferation

angeregt (Lymphoblasten), welche dann bei entsprechender Antigen-Affinität bei Kontakt mit Antigen-präsentierenden follikulären dendritischen Zellen in den verschiedenen Zonen des Lymphfollikels sich zu Zentrozyten, Memory-B-Zellen oder Plasmazellen ausdifferenzieren bzw. bei nicht ausreichender Antigen-Affinität durch Apoptose zugrunde gehen und von Makrophagen des Keimzentrums eliminiert werden. Als Ursache für das Ausbleiben eines solches Verhalten kommen eine veränderte Expression oder Mutationen von Genen in Frage, die für den programmierten Zelltod kodieren (z.B. das APO-1/FAS-Gen und Bax) oder die Überexpression von Genen, die den programmierten Zelltod verhindern (z.B. BCL-2, BCL-XL). Antigenpersistenz beinhaltet somit die Gefahr des Auftretens eines malignen Klones, der aufgrund des Versagens «apoptotischer Selbstreinigungsmechanismen» letztlich zur Entwicklung eines follikulären malignen Lymphoms führen kann. Das BCL-2-Proto-Onkogen wurde über die molekulare Analyse der t(14;18)-Translokation identifiziert, die bei fast allen nodalen follikulären B-Zell-Lymphomen nachweisbar ist. Dabei kommt es durch Translokation zur Expression eines BCL-2/Ig heavy transcripts und vermehrter BCL-2-Protein-Produktion, so daß die prämalignen B-Lymphozyten über die BCL-2- vermittelte Suppression der Apoptose länger überleben können. Im Gegensatz zu den nodalen Lymphomen läßt sich allerdings eine t(14;18) Translokation nur in ca. 10–20% der kutanen B-Zell-Lymphome nachweisen [17]. Da der morphologische Aufbau follikulärer B-Zell-Lymphome der Haut dem Aufbau eines Sekundärfollikels im Lymphknoten ähnelt, kann davon ausgegangen werden, daß Prozesse mit chronischer Antigenpersistenz bei der Entwicklung von CBCL eine Rolle spielen. Aufgrund des Fehlens der t(14;18)-Translokation in der Majorität der kutanen CBCL wurde vorgeschlagen, diese Lymphome als Marginal-Zell-Lymphome zu klassifizieren [18]. In Analogie zu den gastrointestinalen MALT-Lymphomen sollen infektiöse Erreger (z.B. *Borrelia burgdorferi*) an der Auslösung von kutanen B-Zell-Lymphomen beteiligt sein. Die erfolgreiche Behandlung Borrelien-assoziierter CBCL mittels Antibiotika unterstützt diese Hypothese [19].

Klassifikation und Nosologie der Hautlymphome

Klassifikation

Die Klassifikation der extranodalen Lymphome (Tab.1) muß sich – und dies gilt auch für die kutanen Lymphome – an der Klassifikation der nodalen Lymphomentitäten orientieren. Unter den am meisten verwendeten Klassifikationen (Rappaport, Lukes und Collins, Kiel-, REAL- und EORTC-Klassifikation) wird das Konzept der Kiel-Klassifikation sowie neuerdings der REAL-Klassifikation den Bedürfnissen und den Besonderheiten der Hautlymphome im Spektrum der extranodalen Lymphome am ehesten gerecht; bei der Working-Formulation handelt es sich um ein Konzept zur Übersetzung verschiedener histopathologischer Klassifikationen [20–25].

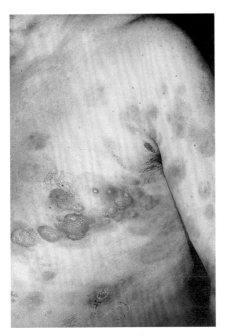 1a

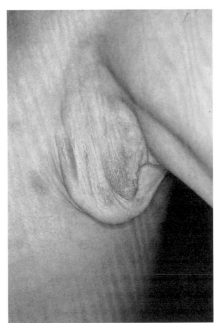 1b

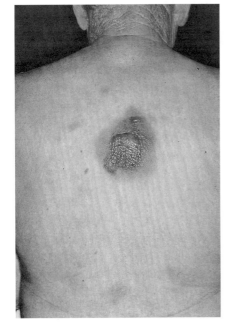 1c

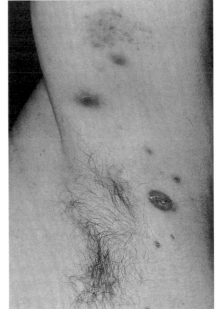 1d

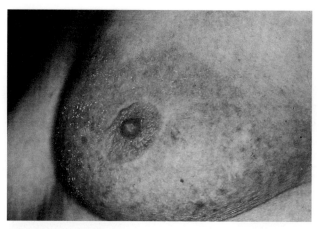
2a

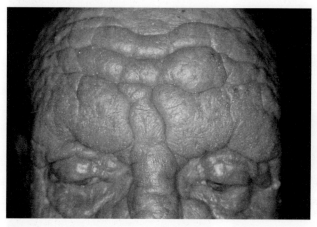
2b

Abb. 1. Variationsformen kutaner Lymphome. *a* Klassische Mycosis fungoides mit ekzematoiden Veränderungen, plattenartigen Infiltraten und Tumoren. *b* Granulomatous slack skin als spezielle Variante eines kutanen T-Zell-Lymphoms mit Elastolyse. *c* Sogenanntes Retikulohistiozytom des Rückens (Crosti) als Variante eines follikulären kutanen B-Zell-Lymphoms (zentroblastisch-zentrozytisches Lymphom). *d* Lymphomatoide Papulose mit spontan regressiven Papeln und Knoten.

Abb. 2. Variationsformen kutaner Lymphome. *a* Großfleckige poikilodermatische Parapsoriasis. *b* Transformation eines Sézary-Syndroms in ein Lymphom von höherem Malignitätsgrad mit Facies leonina.

Nosologische Erscheinungsbilder

Die Haut hat nur beschränkte klinisch-morphologische Reaktionsmöglichkeiten. Aufgrund des unterschiedlichen Homing- und Proliferationsverhaltens der Infiltratzellen in der Haut und ihrer Beziehung zu den einzelnen Strukturen (Epidermis, Korium, subkutanes Gewebe) können flache, scharf begrenzte, schuppende Erytheme («ekzematoide») Veränderungen, plattenartige Infiltrate, kutan-subkutane Tumoren mit oder ohne Ulzeration und verschiedene weitere morphologische Varianten im Vordergrund stehen.

Kutane T-Zell-Lymphome

Typische CTCL

Die Mycosis fungoides (MF) ist der Prototyp der CTCL. Sie tritt meist im 4. bis 5. Lebensjahrzehnt mit einer Bevorzugung des männlichen Geschlechts auf und manifestiert sich zunächst in Form ekzemartiger Hautveränderungen (Stadium I), die sich oft nach jahre- oder jahrzehntelanger Bestandsdauer zu plattenartigen Infiltraten (Stadium II) und Tumoren (Stadium III) entwickeln. Eine apparente Beteiligung von Lymphknoten, inneren Organen oder Knochenmark tritt – wenn überhaupt – erst präfinal auf.

Histologisch zeigt sich ein typisches T-Zell-Muster mit einem bandartigen Infiltrat im oberen Korium, Epidermotropismus lymphoider Zellen, die entweder einzeln oder in Gruppen (Pautriersche Mikroabszesse) angeordnet sind. Weiterhin sind ein Ödem im oberen Korium, Proliferation postkapillärer Venolen, das Auftreten von eosinophilen Granulozyten und Plasmazellen sowie disseminiert angeordnete Makrophagen und dendritische Zellen typische Merkmale eines Infiltrates bei CTCL. Gelegentlich kommt es zu einer pseudoepitheliomatösen Hyperplasie der Epidermis.

Die Zytomorphologie der Infiltratzellen ist durch einen kleinen bis mittelgroßen stark gelappten Kern gekennzeichnet. Im übrigen sind die kleinen lymphoiden Zellen nicht von normalen, gut differenzierten peripheren T-Zellen zu unterscheiden.

Immunphänotypisch findet sich eine Expression der T-Zell-assoziierten Antigene CD-2, CD-3, CD-5. Dabei handelt es sich überwiegend um CD-4 positive T-Helfer-Zellen. CD-8-positive Varianten kommen vor, wobei Negativität für CD-2 bei gleichzeitiger Positivität für CD-7 mit einem aggressiven Verlauf verbunden sind. In fortgeschrittenen Tumorstadien kann es zum Verlust eines Teils der T-Zell-assoziierten Antigene kommen.

Genotypisch läßt sich eine klonale Rearrangierung der T-Zell-Rezeptorgene in den meisten Fällen nachweisen.

Besonders hervorzuheben ist, daß auch bei klinisch scheinbar ausschließlich kutanem Befall eine klonale TCR-Rearrangierung im Material von Lymphknoten, peripherem Blut und Knochenmark gefunden werden kann, was ein Hinweis dafür ist, daß es sich bei den peripheren niedrig-malignen T-Zell-Lymphomen bereits in frühen Stadien um Systemerkrankungen handelt [26, 27].

Das Sézary-Syndrom stellt die leukämische Variante der MF dar. Es ist klinisch gekennzeichnet durch eine Rötung und Schuppung des gesamten Integumentes (Erythrodermie), Lymphknotenschwellung und ödematöse Schwellung der Haut mit starkem Juckreiz. Es finden sich atypische große lymphoide Zellen mit hirnwindungsartig geformten Zellkernen (sogenannte zerebriforme oder Sézary-Zellen) und vakuoliger PAS-Positivität im Randbereich. Histologisch zeigt sich ein T-Zell-Infiltratmuster wie bei der MF, wobei typische intra-epidermale Mikroabszesse mit größerer Regelmäßigkeit anzutreffen sind als bei der MF. Phänotypisch und genotypisch findet sich das gleiche Profil wie bei der Mycosis fungoides.

Bei der pagetoiden Retikulose handelt es sich klinisch um eine zirkumskripte Variante der MF, mit einem psoriasiformen, langsam sich ausdehnenden solitären Herd ohne Lymphknoten- oder extrakutanem Befall. Neben der solitären Form (Worringer-Kolopp) kommt auch eine disseminierte Variante (Ketron-Goodman) vor. Das histologische Bild ist gekennzeichnet durch eine schwammartige Durchsetzung der Epidermis mit lymphoiden Zellen, deren Morphologie geringfügig größer ist als entsprechende Zellen im Korium. Typische Pautriersche Mikroabszesse können daneben vorhanden sein. Auffallend ist eine transepidermale Ausschleusung mit starker Auflockerung der Epidermis und Krustenbildung. Das Infiltrat im oberen Korium ist in Anbetracht des starken Epidermotropismus vergleichsweise gering.

Der Immunophänotyp der lymphoiden Zellen entspricht dem bei der MF und beim Sézary-Syndrom, wenngleich auch seltene Varianten mitgeteilt wurden [28, 29]. Aufgrund der Seltenheit des Krankheitsbildes finden sich nur wenige genotypische Untersuchungen. Es ist anzunehmen, daß in den meisten Fällen eine klonale Rearrangierung der T-Zell-Rezeptorgene vorliegt.

Seltene Varianten kutaner T-Zell-Lymphome [30]

Auch großzellige T-Zell-Lymphome (TCL) können sich primär in der Haut manifestieren. Hierzu sind das pleomorphe TCL, das anaplastische großzellige Lymphom und das immunoblastische Lymphom zu rechnen. Das klinische Bild ist meist durch Auftreten solitärer oder auf eine Körperregion beschränkte kutansubkutane Tumoren ohne auffallende epidermale Beteiligung gekennzeichnet. Eine nähere Zuordnung ist aufgrund des klinischen Bildes nicht möglich. Histomorphologisch zeichnet sich das pleomorphe TCL durch mittelgroße oder große Zellen mit vielgestaltigen meist chromatindichten Kernen und breitem Zytoplasmasaum aus.

Beim anaplastischen Large-cell-Lymphom (ALCL) finden sich große, rasenartig wachsende atypische Zellen mit ausladendem Zytoplasma und großen, meist blasenartigen Kernen. Wie das pleomorphe Lymphom kann auch das ALCL CD30-positiv oder -negativ sein.

Das immunoblastische Lymphom ist durch vergleichsweise regelmäßige große Zellen mit großen blasigen, rundlichen oder ovalen, Kernen mit mittelständigen Nukleolen gekennzeichnet.

Phänotypisch lassen sich bei den genannten großzelligen CTCL T-Zell-assoziierte Antigene nachweisen, wobei es teilweise auch zum Antigen-Verlust kommen kann. Beim pleomorphen T-Zell-Lymphom findet sich in vielen Fällen Positivität für CD30, das bei dem anaplastischen großzelligen Lymphom fast immer exprimiert wird. Dieses zeichnet sich weiterhin durch Positivität für Epithelial-Membrane-Antigen (EMA) aus. Zum Teil exprimieren die Infiltrate auch das kutane Lymphozyten-Antigen (CLA, HECA-452).

Im Gegensatz zu den nodalen Formen großzelliger T-Zell-Lymphome zeigen die primär kutanen Formen häufig einen vergleichsweise gutartigen Verlauf. Komplette Exzision in frühen Stadien kann zur Heilung führen. Auch findet sich gelegentlich Spontanregression einzelner Tumoren.

Die Granulomatous slack skin (GSS) stellt eine besondere granulomatös verlaufende Variante peripherer kutaner T-Zell-Lymphome dar [31], die ursprünglich als Dermohypodermitis mit autoimmunem Hintergrund beschrieben worden war. Klinisch finden sich im Bereich der großen Gelenkräume (axillär, inguinal) aber auch an der freien Haut ausgedehnte schlaffe wammenartige Faltenbildungen mit Rötung, Schuppung und Infiltration. Das histologische Bild ist durch ein sarkoides granulomatöses Infiltrat aus histiozytären und lymphozytären Elementen gekennzeichnet, wobei sich phagozytiertes elastisches Fasermaterial innerhalb von Riesenzellen nachweisen läßt. Die Phänotypisierung zeigt reife T-Zell-Marker auf den Infiltratzellen. In der Genotypisierung läßt sich klonales Rearrangement für T-Zell-Rezeptorketten nachweisen [32].

Die syringolymphoide Hyperplasie mit Alopezie ist ein syringotropes T-Zell-Lymphom [33].

Klinisch findet sich ein umschriebener ekzematoider und plattenartig infiltrierter Herd mit lokalisationsabhängigem Ausfall der Haare. Histologisch zeigt sich das Bild eines kutanen T-Zell-Lymphoms, wobei das lymphozytäre Infiltrat um die Schweißdrüsen orientiert ist und in diese eindringt. Im Unterschied zur Mucinosis follicularis fehlt eine mucoide Degeneration der Adnexepithelien. Phänotypisch exprimieren die Lymphozyten den T-Helfer-Typ wie bei anderen niedrig malignen kutanen T-Zell-Lymphomen.

Subkutane Formen kutaner T-Zell-Lymphome [34–36] werden zu Beginn der Krankheitsentwicklung häufig als Pannikulitis fehldiagnostiziert. Es handelt sich hierbei um Krankheitsbilder, die zum Teil der hämophagozytischen Pannikulitis zugeordnet werden müssen. Klinisch finden sich im subkutanen Fettgewebe schmerzfreie, entzündlich gerötete Knoten, die gelegentlich auch einschmelzen und zur Dellenbildung führen können. Das histologische Bild imponiert durch ein ausgedehntes Rundzellinfilitrat in der Subkutis. Die typische T-Zone des oberen Koriums ist ausgespart. Die Zytomorphologie ist vielgestaltig unter Beteiligung großer pleomorpher Zellen. Im Unterschied zur hämophagozytischen Pannikulitis läßt sich keine Phagozytose nachweisen. Phänotypisch findet sich entweder das Bild wie bei anderen kutanen T-Zell-Lymphomen oder in einzelnen Fällen Expression der Deltakette des T-Zell-Rezeptors mit Bildung großer Mengen von Gamma-Interferon durch die Tumorzellen. Genotypisch ist klonales Rearrangement für T-Zell-Rezeptorketten nachweisbar.

Weiterhin können CTCL verschiedene Dermatosen simulieren: Acanthosis nigricans, Lichen chronicus simplex, aktinisches Retikuloid, Dermatochalasis, Erythema gyratum repens, Pemphigus foliaceus, Lupus vulgaris, Pannikulitis und andere.

Ein weiterer Aspekt ist die Transformation niedrig maligner CTCL in hochmaligne, meist pleomorphe oder immunoblastische T-Zell-Lymphome [37]. Eine solche Transformation geht klinisch meist mit dem Auftreten von Tumoren einher und kann sich isoliert an einzelnen Stellen entwickeln. Phänotypisch kommt es dabei meist zum Verlust einzelner T-Zell-Rezeptoren; genotypisch bleibt der gleiche Zellklon nachweisbar. Eine solche Transformation ist meist mit einer dramatischen Verschlechterung des klinischen Verlaufes mit Systematisierung und extrakutanem Befall verbunden.

Kutane B-Zell-Lymphome (CBCL)

Im Unterschied zu den kutanen T-Zell-Lymphomen läßt das klinische Bild bei CBCL meist keine Rückschlüsse auf nosologische Varianten zu. Es finden sich überwiegend kutan-subkutane Knoten, über denen die Haut gerötet und gespannt, jedoch meist ohne Schuppung oder Ulzeration, ist. In der überwiegenden Zahl der Fälle (40%) handelt es sich um zentroblastisch/zentrozytische (follikuläre) Lymphome [38, 39]. Am zweithäufigsten ist das Immunozytom (28%); daneben finden sich auch primäre kutane, hoch maligne, meist großzellige B-Zell-Lymphome und seltene Varianten (32%).

Typische kutane B-Zell-Lymphome
Die follikulären B-Zell-Lymphome der Haut (zentroblastisch-zentrozytisch, CBCC) repräsentieren den größten Teil der CBCL. Typischerweise treten sie disseminiert auf unveränderter Haut als derbe kutan-subkutane Knoten mit geröteter, jedoch intakter Hautoberfläche auf. Auffallend ist die Bevorzugung des Kopf-Hals-Berei-

ches. Bis in die 70er Jahre wurden diese Veränderungen als «monomorphe Retikulosen» den «granulomatösen Retikulosen» (Mycosis fungoides) gegenübergestellt. Beim sogenannten Retikulohistiozytom des Rückens (Crosti) früherer Nomenklatur handelt es sich überwiegend um ein CBCC der Haut. Histologisch findet sich eine Proliferation von Keimzentrumszellen mit unterschiedlich ausgeprägter unregelmäßiger Follikelbildung, wobei der chromatindichte klein-lymphozytäre Anteil häufig im Zentrum liegt und von einem helleren Zentroblastensaum umgeben ist, so daß sich ein umgekehrtes Bild wie im Sekundärfollikel des Lymphknotens ergibt. Epidermotropismus fehlt. Auch finden sich meist keine eosinophilen Granulozyten, die eher für einen pseudolymphomatösen Prozeß typisch sind. Die Abgrenzung der Follikel ist unscharf. Sternhimmel-Makrophagen fehlen. Immunphänotypisch zeigt sich eine Expression von B-Zell-assoziierten Antigenen (CD19, CD20 [Paraffin], CD22, CD79a). Ein regelmäßiges Netz CD21-positiver dendritischer Retikulumzellen ist für folliküläre Pseudolymphome typisch, während bei den malignen B-Zell-Lymphomen die Struktur völlig unregelmäßig ist oder fehlt.

Während bei den nodalen Lymphomen dieses Typs die BCL-2-Protein-Expression ein nützlicher Parameter zur Unterscheidung reaktiver (fehlend) von neoplastischen Follikeln (nachweisbar) ist, bleibt diese Reaktion bei Hautinfiltraten ohne diskriminierende Bedeutung; auch läßt sich die bei den nodalen Lymphomen meist nachweisbare t(14;18)-Translokation bei den primären follikulären Lymphomen der Haut nicht nachweisen [40].

Zum Klonalitätsnachweis kann die Rearrangierung einer schweren Kette herangezogen werden, wobei jedoch die im Vergleich zum T-Zell-Rezeptor geringere Variabilität Fehlermöglichkeiten (falsch-positive Ergebnisse) in sich birgt. Einfacher und verläßlicher ist der Nachweis einer leichten Kette (membranös) am Gefrierschnitt oder nach Mikrowellenexposition am Paraffinschnitt.

Etwa drei Viertel aller follikulären B-Zell-Lymphome der Haut zeigen eine relativ gute Prognose mit Überlebensraten von mehr als 50% nach 20 Jahren, so daß diese Gruppe als semi-maligne («pseudolymphomatöse») kutane B-Zell-Lymphome von den ca. 25% B-Zell-Lymphomen unterschieden werden können, die relativ rasch zum extrakutanen Befall und zur Dissemination führen.

In der Häufigkeit an zweiter Stelle unter den CBCL steht das Immunozytom. Das klinische Bild ist von anderen CBCL nicht zu unterscheiden. Gegenwärtig wird diskutiert, ob dieses Lymphom zur Gruppe der Marginalzonen-Lymphome gehört [22]. Histologisch finden sich Zellen, die morphologisch sowohl Lymphozyten als auch Plasmazellen ähneln. Typischerweise lassen sich in einigen Zellen intranukleäre PAS-positive Einschlüsse nachweisen (Dutcher bodies).

Die immunzytochemischen Befunde in der Haut sind Lymphknoten, die durch den monoklonalen Nachweis zytoplasmatischen Immunglobulins (meist IgM kappa) gekennzeichnet sind.

Weitere kutane B-Zell-Lymphome der Haut
Auch in der Haut treten sogenannte Marginalzonen-Lymphome vom Typ des MALT-Lymphoms auf. Ein großer Teil der follikulären B-Zell-Lymphome sowie der Immunozytome könnte unter dieser Bezeichnung klassifiziert werden [18, 41]. Typischerweise finden sich hierbei monozytoide B-Zellen. Die Infiltrate sind durch einen besonderen Gewebetropismus mit geringer Tendenz zur Systematisierung gekennzeichnet.

Die Mantelzell-Lymphome im eigentlichen Sinne entsprechen dem zentrozytischen Lymphom der Kiel-Klassifikation (CD5+, CD23–) und sind als primäre Hautlymphome sehr selten [42].

EBV-negative Burkitt-Lymphome können sich primär an der Haut manifestieren. Sie zeigen ein der nodalen Variante entsprechendes histologisches und phänotypisches Bild und führen meist rasch zur Dissemination.

Bei der früher als Angioendotheliomatosis systematisata (Intravascular large B-cell Lymphoma) bezeichneten Erkrankung handelt es sich um eine intravaskuläre Proliferation von B-Lymphozyten (selten auch von T-Lymphozyten) [43]. Klinisch finden sich livid erscheinende netzartige Makulae und Infiltrate. Die Erkrankung ist sehr rasch progredient.

Spezielle lymphoproliferative Erkrankungen der Haut

Lymphomatoide Papulose (LYP)
Es handelt sich um eine Sonderform eines kutanen Non-Hodgkin-Lymphoms, das zytogenetisch enge Beziehungen zum Morbus Hodgkin, aber auch zu anderen CTCL zeigt. Klinisch ist die LYP gekennzeichnet durch einen gutartigen Verlauf mit Auftreten von Papeln, gelegentlich auch hyperpigmentierten Makulae, die spontan Remission zeigen. Demgegenüber entspricht das histologische Bild einem hochmalignen T-Zell-Lymphom mit zahlreichen pleomorphen Zellen, die den T-Phänotyp exprimieren und das CD30-Antigen tragen. Genotypisch konnte bei einem Patienten mit lymphomatoider Papulose, Morbus Hodgkin und kutanem T-Zell-Lymphom Proliferation des identischen Klons im Verlaufe der Krankheitsentwicklung in verschiedenen Läsionen nachgewiesen werden [44].

Parapsoriasis
Die Einteilung erfolgt in unterschiedliche Gruppen: (a) kleinfleckig (Morbus Brocq); (b) großflecking ohne Poikilodermie; (c) großfleckig mit Poikilodermie. Das Vollbild eines CTCL entwickelt sich gelegentlich aus den großfleckigen Formen; niemals aus der kleinfleckigen Form. Dennoch muß davon ausgegangen werden, daß es sich bei allen Formen der Parapsoriasis um Frühveränderungen im Sinne einer CTCL handelt, bei der sich ein maligner Lymphozytenklon in der Haut ohne weitere

Ausbreitungstendenz ansiedelt. Histologisch ist die Differenzierung von ekzematoiden Veränderungen extrem schwierig oder unmöglich [45]. Auch phänotypisch und genotypisch ist die Frühdiagnose der CTCL mit großen Problemen verbunden. In neueren Untersuchungen konnte Klonalität in den Hautveränderungen bei Parapsoriasis nachgewiesen werden.

Pseudolymphome

Follikuläre Pseudolymphome treten an der Haut überwiegend nach Übertragung von *Borrelia burgdorferi* duch Zeckenbiß, gelegentlich aber auch aufgrund anderer Ursachen (Tätowierung, Arzneimittel, insbesondere Phenytoin-Präparate) auf. In diesen Fällen finden sich in der Haut Strukturen, wie sie dem Sekundärfollikel des Lymphknotens nach Antigenstimulation entsprechen. Im Gegensatz zum Lymphknoten ist ein zonaler Aufbau meist nicht erkennbar. In der Umgebung ist immer ein T-lymphozytäres Infiltrat, oft in Begleitung zahlreicher eosinophiler Granulozyten, nachweisbar.

Die Abgrenzung vom follikulären CBCL der Haut ist oft schwierig. Die wichtigsten Kriterien zur Diagnose eines Pseudolymphoms bestehen in der Polyklonalität des Prozesses, der reaktiv ist und entweder spontan oder durch nichtaggressive therapeutische Maßnahmen (z.B. Penizillin oder Kortikosteroide) abheilt und nicht wieder rezidiviert [38, 39].

Die «Lymphocytic infiltration» ist ebenfalls ein Pseudolymphom, bei dem die manschettenförmig perivaskulär gelegenen Lymphozyten überwiegend den T-Phänotyp exprimieren. Differentialdiagnostisch kommt in diesen Fällen meist eine Arzneireaktion oder auch ein Lupus erythematodes in Betracht.

Das Histiozytom kann als eine Art Pseudolymphom eingeordnet werden. Es wird die Hypothese aufgestellt, daß bei entweder zu kurzer Antigen-Einwirkung oder zu geringer Antigenität das Netz Antigen-präsentierender dendritischer Zellen (Faktor XIIIA-positiv) zur Proliferation gelangt, aber keine ausreichende Besiedlung mit Lymphoblasten, Zentroblasten und Lymphozyten erfolgt, bzw. dendritische Zellen zu einer Aktivierung von T-Zellen mit konsekutiver Bindegewebsreaktion führen [46].

Diagnostik der Hautlymphome

Mehrere Methoden bieten sich für die Diagnostik kutaner Lymphome an. In etwa 50% der Fälle kann eine klinische Blickdiagnose gestellt werden. Dies gilt vor allem für die Identifizierung klassischer CTCL, die sich entweder als in Phasen verlaufende (Stadien I– III) klassische MF, als erythrodermisches Sézary-Syndrom oder als solitär umschriebene pagetoide Retikulose manifestieren. CBCL manifestieren sich als umschriebene knotige Veränderungen auf gesunder Haut. Durch weitere histomorphologische Beurteilung des Infiltratmusters (T-Zell-Muster, B-Zell-Muster, follikuläre

Strukturen, diffuses Muster, retikuläres Muster) kann eine weitere Zuordnung getroffen werden, die durch die zusätzliche Beurteilung der Zytomorphologie und der Immunphänotypisierung besser differenziert werden kann. Die verbleibenden 5–10% kutaner Lymphome können teilweise durch Untersuchungen des Gen-Rearrangements zugeordnet werden, wobei insbesondere eine Differenzierung zwischen den reaktiv-entzündlichen polyklonalen und monoklonalen neoplastischen Prozessen wichtig ist.

Da für die Durchführung der Southern-Blot-Analyse zum Nachweis eines klonalen Rearrangements der Beta-Kette des T-Zell-Rezeptors eine kritische Zahl von Tumorzellen (mehr als 5%) erforderlich ist, die in kleinen Biopsieproben initialer Hautveränderungen kutaner T-Zell-Lymphome meist nicht erreicht wird, bietet sich neuerdings auch die PCR-Technik an [47]. Auch Antikörper gegen die V-beta-Kette des TCR können entsprechend Antikörpern gegen Kappa/ Lambda bei Immunglobulinen zum Klonalitätsnachweis eingesetzt werden, wobei allerdings ein viel umfangreicheres Antikörper-Panel benötigt wird. Bisher liegen Antikörper gegen etwa 20 verschiedene V-beta-Regionen vor, so daß nur etwa 25% aller CTCL erfaßt werden können. Nach den bisherigen Untersuchungen mittels Antikörpern und mittels PCR konnte keine Bevorzugung eines V-beta-Gens nachgewiesen werden.

Stadienklassifikation der Hautlymphome

Die Stadieneinteilung der Hautlymphome nach Morphologie und Ausdehnung der Hautveränderungen in Stadium I (ekzematöse «Patches»), Stadium II (plattenartige Infiltrate, «Plaques») und Stadium III (Tumoren), wie sie von Alibert vorgeschlagen worden war, muß wegen des systemischen Charakters aller Lymphome mit möglichem Mitbefall von Lymphknoten, peripherem Blut, inneren Organen und Knochenmark erweitert werden.

Die Klassifikation auf der Basis des TNM-Systems (Tab. 2) [48] wird diesem Aussage-Muster gerecht. Eingeschränkt wird der Wert dieses Klassifikationssystems dadurch, daß es nur für kutane T-Zell-Lymphome anwendbar ist, und daß der Einteilungsmaßstab eine Mischung aus Qualität (Art des Hautbefalles) und Quantität (Prozent Flächenanteil der befallenen Haut) ist. Der Tumor-Burden-Index (TBI) reflektiert die Tumormasse in den Stadien mit ausschließlichem Hautbefall und erzielt eine bessere prognostische Aussage als die Einteilung nach dem TNM-System [49] (Tab. 3).

Auch für die kutanen B-Zell-Lymphome ist eine Klassifikation auf der Basis des TNM-Systems vorgeschlagen worden [20]. Die diagnostischen Staginguntersuchungen entsprechen denen bei nodalen Lymphomen, wobei darauf hinzuweisen ist, daß es bei den CTCL nur extrem selten zu einem Knochenmarksbefall kommt, so daß

Tab. 2. Stadieneinteilung kutaner T-Zell-Lymphome

Stadium	TNM-Stadium	
I a	$T_1 N_0 M_0$	< 10% der Haut betroffen
I b	$T_2 N_0 M_0$	> 10% der Haut betroffen
II a	$T_{1-2} N_1 M_0$	Lymphknotenvergrößerung ohne Histologie eines T-Zell-Lymphoms
II b	$T_3 N_{0-1} M_0$	Tumorstadium
III	$T_4 N_{0-1} M_0$	Erythrodermie
IV a	$T_{1-4} N_{2-3} M_0$	Lymphknoten mit spezifischer Histologie eines T-Zell-Lymphoms
IV b	$T_{1-4} N_{0-3} M_1$	Organbeteiligung

Tab. 3. Tumor Burden Index (TBI) bei kutanen T-Zell-Lymphomen als wichtiger Parameter für die Krankheitsausdehnung

Procedure for Calculation of Tumor Burden Index (TBI) in Cutaneous T-Cell Lymphomas*

$$1 + 2 \times \begin{matrix} 0 = \text{patches} <30\% \\ 1 = \text{patches} >30\% \end{matrix} + 2 \times \begin{matrix} 0 = \text{if no plaques are present} \\ 1 = \text{if plaques are present} \end{matrix} + 1.3 \times \begin{matrix} 0 = \text{if no tumor present} \\ 1 = \text{if any tumor/s present} \end{matrix}$$

* according to P. Bird & U. Helfenstein; range 1-6.3.
Example: Patient with patches covering about 20% of body surface and 2 plaques and 3 tumors has a TBI of 2×0 + 2×1 + 1.3×1 = 0 + 2 + 1.3 = 4.3.

zumindest in den frühen Stadien auf eine Knochenmarkpunktion verzichtet werden kann, während sie bei den CBCL angezeigt ist. Der wichtigste Prognosefaktor ist das Ausbreitungsstadium. Kommt es bei primär kutanen Lymphomen sekundär zu extrakutaner Manifestation, so ist von einer verbleibenden mittleren Überlebenszeit von etwa 12 Monaten auszugehen. Die Zytologie (kleinzellig vs großzellig) hat bei den Hautlymphomen nicht den gleichen prognostischen Stellenwert wie bei den nodalen Lymphomen. Dies zeigt sich insbesondere bei den anaplastischen großzelligen Lymphomen, die nach lokal aggressiver Behandlung (Röntgenbestrahlung, chirurgische Entfernung) in anhaltende komplette Remission gebracht werden können.

Die Überlebenskurven bei insgesamt 772 kutanen Lymphomen (582 CTCL, 190 CBCL) zeigen für die CTCL eine schlechtere Langzeitprognose (Überleben nach 20 Jahren: 22%) als für die CBCL (Überleben nach 20 Jahren: 50%) (Abb. 3).

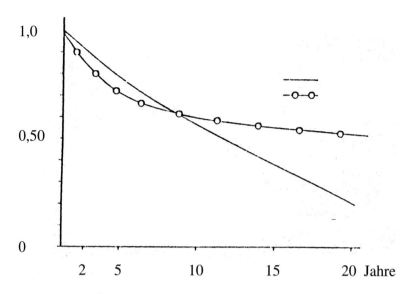

Abb. 3. Aktuares Überleben nach Diagnosestellung bei 772 Patienten mit kutanen T-Zell-Lymphomen [CTCL (–, n = 582)] und kutanen B-Zell-Lymphomen [CBCL (–o–, n = 190)] (EORTC Cutaneous Lymphoma Study, 1993).

	Jahre					
	2	5	7	10	15	20
CTCL	0,90	0,73	0,63	0,52	0,35	0,22
CBCL	0,85	0,67	0,63	0,57	0,52	0,50

Behandlung der Hautlymphome

Besonderheiten der Therapie kutaner Lymphome ergeben sich aus der möglichen Konstellation einer wirksamen Lokalbehandlung unter Einsatz eines breiten Spektrums therapeutischer Maßnahmen und einer systemischen Therapie, wobei jedoch hervorzuheben ist, daß auch vordergründig scheinbar lokale Therapiemaßnahmen (z.B. Photochemotherapie, PUVA) über die Freisetzung von Zytokinen aus den Keratinozyten auch systemische Wirkungen entfalten können. Grundsätzlich ist zu bedenken, daß es sich bei den kutanen Lymphomen meist um wenig aggressive Krankheitsbilder handelt, die – von wenigen Entitäten wie beispielsweise dem Ki-1-(CD30)-Lymphom abgesehen – einer Heilung nicht zugänglich sind und daher

Tab. 4. Empfehlungen zur stadiengerechten Therapie kutaner T-Zell-Lymphome

Stadiengerechte Therapie der kutanen T-Zell-Lymphome		
Stadium	Definition	Therapie
IA	Ekzematoide Herde und plaqueartige Infiltrationen, < 10% der Körperoberfläche	Nicht aggressiv topisch
IB	Ekzematoide Herde und plaqueartige Infiltrationen, > 10% der Körperoberfläche	Nicht aggressiv topisch, PUVA, Stickstofflost
IIA	Hautbefall mit dermatopathischer Lymphadenopathie (N1)	1. PUVA + IFN-α 2. PUVA + Retinoide 3. IFN-α + Retinoide
IIB	Tumoren mit oder ohne dermatopathische Lymphadenopathie (N1)	Aggressive topische Therapie durch Exzision oder Orthovoltröntgenbestrahlung, ggf. schnelle Elektronen. Bei Fortschreiten oder bei histologischer Transformation in hochmaligne Lymphome ist der Einsatz einer systemischen Polychemotherapie nach hämato-onkologischen Richlinien meist nicht zu umgehen.
III	Erythrodermie (±N1)	1. Extrakorporale Photopherese±IFN-α/Retinoide 2. PUVA + IFN-α 3. MTX, Chlorambucil + Predinson, schnelle Elektronen, Stickstofflost
IVA/IVB	Spezifischer Lymphknotenbefall (IVA) und Dissemination mit Organbefall (IVB)	Systemische Chemotherapie nach hämato-onkologischen Gesichtspunkten, ggf. Kombination mit Radiotherapie
Lymph. Pap.		MTX, niedrig dosiert

durch adäquate Prognose- und stadienorientierte Behandlungsmethoden unter Kontrolle gehalten werden sollen [50].

Eine frühzeitig im Krankheitsverlauf einsetzende aggressive Therapie (Ganzhaut-Elektronentherapie in Kombination mit einer aggressiven Polychemotherapie) bringt im Hinblick auf die Überlebensrate keine Vorteile gegenüber einer stadiengerecht abgestuften primär nichtaggressiven Therapie [51].

Die Behandlung der CTCL kann grundsätzlich topisch oder systemisch und innerhalb dieser Kategorien wieder aggressiv oder nichtaggressiv erfolgen (Tab. 4).

Die Behandlungsstrategie beinhaltet primär nichtaggressive Maßnahmen, die mit Fortschreiten des Krankheitsprozesses unter Berücksichtigung der anzunehmenden

Tab. 5. «Experimentelle» Therapie bei kutanen Lymphomen

Experimentelle Therapieverfahren
- Topische photodynamische Therapie
- Zytokine (IL-2)
- Cisplatingel
- Deoxycoformicin
- 2-Chlordeoxyadenosin
- Phosphocholin

Tumormasse (Tumor-Burden-Index) zunehmend aggressiv sein muß, um den Krankheitsverlauf zu kontrollieren (Tab. 4).

Neben den klassischen Behandlungsverfahren gibt es zahlreiche sogenannte «experimentelle» Therapieverfahren zur Behandlung insbesondere der kutanen T-Zell-Lymphome (Tab. 5), die jedoch erst nach Ausschöpfung der Möglichkeiten klassischer Behandlungsverfahren zum Einsatz kommen sollten.

Ein vielversprechender Ansatz ist die Therapie mit Alpha-Interferon in Kombination mit Acitretin oder mit PUVA sowie die alleinige Gabe von Alpha-Interferon als adjuvante Therapie nach kompletter (klinischer) Remission [50].

Staging-Untersuchungen sollten mindestens einmal jährlich sowie bei Verdacht auf Krankheitsprogression durchgeführt werden.

In der Zukunft könnten Therapiekonzepte entwickelt werden, bei denen nach Charakterisierung tumorzellspezifischer antigener Sequenzen der variablen Region des T-Zell-Rezeptors durch Vakzinierung mittles dendritischer Zellen im autologen System potente zytotoxische Zellklone generiert werden, die die Tumorzellen entweder in Schach halten oder vollständig eleminieren.

Aspekte zur Nosogenese und Pathogenese lymphoproliferativer Hautinfiltrate

Wenngleich die Lymphome der Haut zahlreiche Besonderheiten ihres Erscheinungsbildes, des biologischen Verhaltens und der therapeutischen Ansprechbarkeit zeigen, so tragen sie dennoch Modellcharakter für die malignen Lymphome ganz allgemein, da sie sowohl für klinische als auch für experimentelle Untersuchungen gut zugänglich sind.

Die bei nodalen Lymphomen nachgewiesenen pathogenetischen Faktoren können auch bei kutanen Lymphomen diskutiert werden: Aktivierung von (Proto-)Onkogenen durch Translokation wie bcl-1 bei 50% der Mantelzonen-Lymphome, bcl-2 bei 90% der Keimzentrumszell-Lymphome und C-myc beim Burkitt-Lymphom;

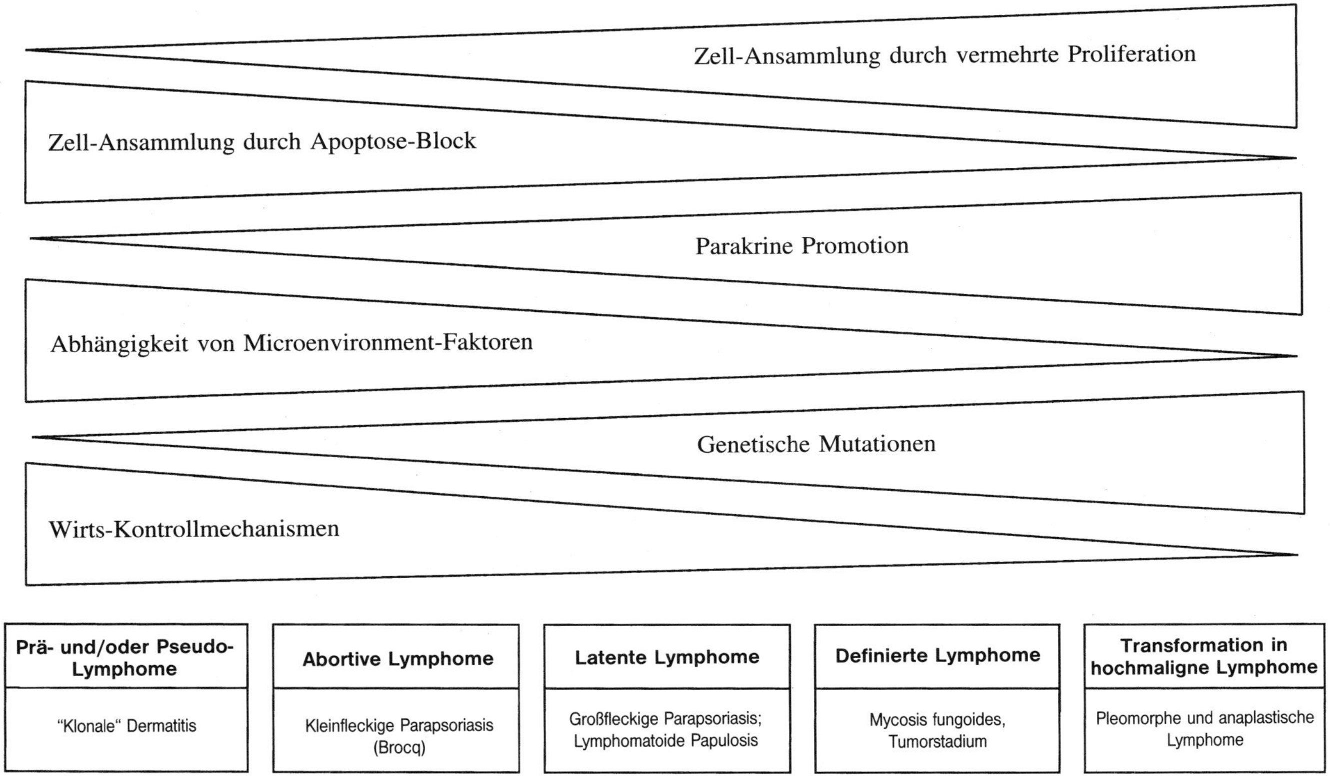

Prä- und/oder Pseudo-Lymphome	Abortive Lymphome	Latente Lymphome	Definierte Lymphome	Transformation in hochmaligne Lymphome
"Klonale" Dermatitis	Kleinfleckige Parapsoriasis (Brocq)	Großfleckige Parapsoriasis; Lymphomatoide Papulosis	Mycosis fungoides, Tumorstadium	Pleomorphe und anaplastische Lymphome

Abb. 4. Synopsis der pathogenetischen und nosologischen Sequenz T-lymphoproliferativer Hautinfiltrate.

Begleitende Prozesse (dargestellt als Keile zunehmender Intensität):
- Zell-Ansammlung durch vermehrte Proliferation
- Zell-Ansammlung durch Apoptose-Block
- Parakrine Promotion
- Abhängigkeit von Microenvironment-Faktoren
- Genetische Mutationen
- Wirts-Kontrollmechanismen

Chromosomen-Abbrüche; Inaktivierung von Tumorsuppressorgenen (p53 beim Burkitt-Lymphom), Viren (HTLV bei der adulten T-Zell-Leukämie, EBV beim Burkitt-Lymphom und beim immunoblastischen Lymphom), Zytokine (IL-6 beim lymphoblastischen Lymphom, IL-7, IL-15 beim Sézary-Syndrom, IL-10 beim sporadischen Burkitt-Lymphom) oder persistierende Antigene.

Die Entwicklung einer Neoplasie ist nicht die Folge eines einzigen Ereignisses sondern das Endresultat einer Sequenz von Ereignissen, die mit einem viralen, chemischen oder strahleninduzierten DNA-Schaden beginnt (Initiation) und vor einer durch verschiedene Promotionsfaktoren bedingten Sequenz von Mutationen gefolgt ist und schließlich zur Tumorprogression führt. Wichtige zelluläre Elemente der Haut, die bei der Pathogenese eine Schlüsselrolle spielen, sind die Lymphozyten, Keratinozyten und dendritischen Zellen.

Das Thymus-Bypassmodell geht davon aus, daß infolge eines Irrtums der Histogenese bei der Entstehung von CTCL Precursor-T-Lymphozyten aus dem Knochenmark am Thymus vorbei direkt in die Haut gelangen und damit einer Differenzierung im Thymus nicht mehr unterliegen [52]. Diese aberrante Proliferation wird durch Keratinozyten-Autoantigene induziert, die z.B. in der Folge einer Virusinfektion exprimiert werden.

Bei allen lymphoproliferativen Hautinfiltraten kommt es zu einer deutlichen Vermehrung dendritischer Zellen, was als als eine permanente Stimulation von Lymphozyten durch Antigen-präsentierende Zellen gedeutet werden kann [8]. Die Lymphozyten in den frühen Stadien der CTCL sind T-Helfer-Memory-Zellen und exprimieren vorwiegend den TH2-Phänotyp mit Produktion von IL-4 und IL-10 sowie BCL-2 (Hemmung der Apoptose). Aufgrund der wechselnden Balance zwischen der Proliferations- und Expansionstendenz des malignen Klones auf der einen Seite und den Kontroll- und Abwehrmechanismen auf der anderen Seite gibt es ein nosologisch breites Spektrum lymphoproliferativer Hautinfiltrate, das reaktive Prozesse, Vorläufer der CL wie das Prä-Sézary-Syndrom, abortive Lymphome wie die kleinzellige Parapsoriasis, latente Lymphome wie die großfleckige Parapsoriasis oder lymphomatoide Papulose, definitive maligne Melanome wie Mycosis fungoides im Tumorstadium mit der Möglichkeit der Umwandlung in ein hochmalignes Lymphom umfaßt (Abb. 3). Diese biologische Komplexität in der aktiver Beeinflussung der lymphoproliferativen Hautinfiltrate und der Kontroll- und Abwehrmechanismen des Wirtes spiegelt sich in dem breiten nosologischen Spektrum wider, was von gutartigen bis zu aggressiven hochmalignen Infiltraten reicht.

Literatur

1. Burg G, Kempf W, Häffner AC, Nestle FO, Schmid MH, Döbbeling U, Müller B, Dummer R: Cutaneous Lymphomas. Curr Probl Dermatol 1997;9:139–204.
2. Helm D, Helm K, Burg G, Braun FO, Deinhardt F: Antibodies against HTLV I in T-lymphoproliferative diseases of the skin. Hautarzt 1988;39:348–350.
3. Boni R, Davis DA, Burg G, Fuchs D, Wood GS: No detection of HTLV-I proviral DNA in lesional skin biopsies from Swiss and German patients with cutaneous T-cell lymphoma. Br J Dermatol 1996;134:282–284.
4. Hall WW, Liu CR, Schneewind O, Takahashi H, Kaplan MH, Roupe G, Vahlne A: Deleted HTLV-I provirus in blood and cutaneous lesions of patients with mycosis fungoides (see comments). Science 1991;253:317–320.
5. Schwarz T, Luger TA: Pharmacology of cytokines in the skin; in: Mukhtar H (Hrsg): Pharmacology of the skin. Boca Raton, CRC Press, 1992: p 283.
6. Dummer R, Schwarz T: Cytokines as regulatory proteins in cutaneous lymphoproliferation. Dermatol Clin 1994;12:283–241.
7. Dummer R, Kohl O, Gillisson J, Kägi M, Burg G: Peripheral blood mononuclear cells in non-leukemic cutaneous T-cell lymphoma patients: reduced proliferation and preferential secretion of a T helper 2 like cytokine pattern on stimulation. Arch Dermatol 1993;129:433–436.
8. Nestle FO, Nickoloff BJ: Role of dendritic cells in benign and malignant lymphocytic infiltrates of the skin. Dermatol Clin 1994;12:271–282.
9. Schuppli R: Is mycosis fungoides an 'immunoma'? Dermatologica 1976;153:1–6.
10. Tan RS, Butterworth CM, McLaughlin H, Malka S, Samman PD: Mycosis fungoides – a disease of antigen persistence. Br J Dermatol 1974;91:607–616.
11. MacKie RM: Initial event in mycosis fungoides of the skin is viral infection of epidermal Langerhans cells. Lancet 1981;2:283–285.
12. Horiuchi Y, Tsukahara T, Otoyama K: Immunohistochemical study of elevated expression of squamous cell carcinoma (SCC)-related antigens in erythrodermic epidermis. J Dermatol 1994;21:67–72.
13. Moller P, Bohm M, Czarnetszki BM, Schadendorf D: Interleukin-7. Biology and implications for dermatology. Exp Dermatol 1996;5:129–137.
14. Döbbeling U, Dummer R, Laine E, Potoczna N, Quin J-Z, Burg G: Il-15 is an autocrine/paracrine viability factor for cutaneous T cell lymphoma cells. Blood 1998; in press.
15. Dummer R, Posseckert G, Nestle F, Witzgall R, Burger M, Becker JC, Schafer E, Wiede J, Sebald W, Burg G: Soluble interleukin-2 receptors inhibit interleukin 2-dependent proliferation and cytotoxicity: explanation for diminished natural killer cell activity in cutaneous T-cell lymphomas in vivo? J Invest Dermatol 1992;98:50–54.
16. Dummer R, Michie S, Kell D, Gould J, Haeffner A, Smoller B, Warnke R, Wood G: Expression of BCL-2 protein and Ki-67 nuclear proliferation antigen in benign and malignant cutaneous T-cell infiltrates. J Cutan Pathol 1995;22:11–17.
17. Volkenandt M, Cerroni L, Rieger E, Soyer HP, Koch O, Wienecke R, Atzpodien J, Bertino JR, Kerl H: Analysis of the 14;18 translocation in cutaneous lymphomas using the polymerase chain reaction. J Cutan Pathol 1992;19:353–356.
18. Slater D: MALT and SALT: the clue to cutaneous B-cell lymphoproliferative disease. Br J Dermatol 1994;131:557–561.
19. Garbe C, Stein H, Dienemann D, Orfanos CE: Borrelia burgdorferi-associated cutaneous B cell lymphoma: clinical and immunohistologic characterization of four cases. J Am Acad Dermatol 1991;24:584–590.
20. Burg G, Braun-Falco O: Cutaneous lymphomas, pseudolymphomas and related disorders. Berlin, Springer, 1983.
21. Burg G, Dummer R, Kerl H: Classification of cutaneous lymphomas. Derm Clinics 1994;12:213–217.
22. Jaffe ES, Burg G: Report of the symposium on Cutaneous Lymphomas: Sixth International Conference on Malignant Lymphoma. Ann Oncol 1997;8(suppl 1):83–84.
23. Harris NL, Jaffe ES, Stein H, Banks P, Chan J, Cleary M, Delsol G, deWolf-Peeters C, Falini B, Gatter K, Grogan K, Isaacson P, Knowles D, Mason D, Müller-Hermelink H-K, Pileri S, Piris M, Ralfkiaer E, Warnke R: A revised European-American classification of lymphoid neoplasms: a proposal from the international lymphoma study group. Blood 1994;84:1361–1392.

24 Sander CA, Kind P, Kaudewitz P, Raffeld M, Jaffe ES: The Revised European-American Classification of Lymphoid Neoplasms (REAL): a new perspective for the classification of cutaneous lymphomas. J Cutan Pathol 1997;24:329–341.
25 Willemze R, Kerl H, Sterry W, Berti E, Cerroni L, Chimenti S, Diaz Perez JL, Geerts ML, Goos M, Knobler R, Ralfkiaer E, Santucci M, Smith N, Wechsler J, van Vloten WA, Meijer CJ: EORTC classification for primary cutaneous lymphomas: a proposal from the Cutaneous Lymphoma Study Group of the European Organization for Research and Treatment of Cancer. Blood 1997;90:354–371.
26 Dommann SN, Dommann Scherrer CC, Dours Zimmermann MT, Zimmermann DR, Kural Serbes B, Burg G: Clonal disease in extracutaneous compartments in cutaneous T-cell lymphomas. A comparative study between cutaneous T-cell lymphomas and pseudo lymphomas. Arch Dermatol Res 1996;288:163–167.
27 Muche JM, Lukowsky A, Asadullah K, Gellrich S, Sterry W: Demonstration of frequent occurrence of clonal T cells in the peripheral blood of patients with primary cutaneous T-cell lymphoma. Blood 1997;90:1636–1642.
28 Crosti L, Roscetti E, Berti E: Delta chain-positive T-cell lymphoma of the skin. Dermatol Clin 1994;12:391–397.
29 Tan RS, MacLeod TI, Dean SG: Pagetoid reticulosis, epidermotropic mycosis fungoides and mycosis fungoides: a disease spectrum. Br J Dermatol 1987;116:67–77.
30 Burg G: Ungewöhnliche Varianten kutaner Lymphome. H+G 1997;4:253–265.
31 LeBoit PE: Granulomatous slack skin. Dermatol Clin 1994;12:375–389.
32 LeBoit PE, Beckstead JH, Bond B, Epstein WL, Frieden IJ, Parslow TG: Granulomatous slack skin: clonal rearrangement of the T-cell receptor beta gene is evidence for the lymphoproliferative nature of a cutaneous elastolytic disorder. J Invest Dermatol 1987;89:183–186.
33 Burg G, Schmockel C: Syringolymphoid hyperplasia with alopecia–a syringotropic cutaneous T-cell lymphoma? Dermatology 1992;184:306–307.
34 Burg G, Dummer R, Wilhelm M, Nestle F, Ott MM, Feller A, Hefner H, Lanz U, Schwinn A, Wiede J: A subcutaneous delta-positive T-cell lymphoma that produces interferon gamma. New Engl J Med 1991;325:1078–1081.
35 Gonzalez CL, Medeiros LJ, Braziel RM, Jaffe ES: T-cell lymphoma involving subcutaneous tissue. A clinicopathologic entity commonly associated with hemophagocytic syndrome. Am J Surg Pathol 1991;15:17–27.
36 Perniciaro C, Zalla MJ, White JJ, Menke DM: Subcutaneous T-cell lymphoma. Report of two additional cases and further observations (see comments). Arch Dermatol 1993;129:1171–1176.
37 Cerroni L, Rieger E, Hodl S, Kerl H: Clinicopathologic and immunologic features associated with transformation of mycosis fungoides to large-cell lymphoma. Am J Surg Pathol 1992;16:543–552.
38 Burg G, Schmid MH, Kung E, Dommann S, Dummer R: Semimalignant ('pseudolymphomatous') cutaneous B-cell lymphomas. Dermatol Clin 1994;12:399–407.
39 Burg G, Dummer R, Schmid M, Feller A: B-cell lymphomas and B-cell pseudolymphomas; in: Burgdorf W, Katz S (eds): Dermatology: Progress & Perspectives (Proc 18th World Congr Dermatology). New York, 1992:618–621.
40 Cerroni L, Volkenandt M, Rieger E, Soyer HP, Kerl H: bcl-2 protein expression and correlation with the interchromosomal 14;18 translocation in cutaneous lymphomas and pseudolymphomas. J Invest Dermatol 1994;102:231–235.
41 Slater DN: Marginal zone lymphoma of skin (letter). Am J Surg Pathol 1997;21:739–740.
42 Geerts ML, Busschots AM: Mantle-cell lymphomas of the skin. Dermatol Clin 1994;12:409–417.
43 Sepp N, Schuler G, Romani N, Geissler D, Gattringer C, Burg G, Bartram CR, Fritsch P: «Intravascular lymphomatosis» (angioendotheliomatosis): evidence for a T-cell origin in two cases. Hum Pathol 1990;21:1051–1058.
44 Davis TH, Morton CC, Miller CR, Balk SP, Kadin ME: Hodgkin's disease, lymphomatoid papulosis, and cutaneous T-cell lymphoma derived from a common T-cell clone. N Engl J Med 1992;326:1115–1122.
45 Santucci M, Burg G, Feller AC: Interrater and intrarater reliability of histologic criteria in early cutaneous T-cell lymphoma. An EORTC Cutaneous Lymphoma Project Group study. Dermatol Clin 1994;12:323–327.
46 Nestle FO, Nickoloff BJ, Burg G: Dermatofibroma: an abortive immunoreactive process mediated by dermal dendritic cells? Dermatology 1995;190:265–268.
47 Meyer JC, Hassam S, Dummer R, Muletta S, Dobbeling U, Dommann SN, Burg G: A realistic approach to the sensitivity of PCR-DGGE and its application as a sensitive tool for the detection of clonality in cutaneous T-cell proliferations. Exp Dermatol 1997;6:122–127.

48 Bunn PA Jr., Lamberg SI: Report of the Committee on Staging and Classification of Cutaneous T-Cell Lymphomas. Cancer Treat Rep 1979;63:725–728.
49 Dummer R, Nestle F, Wiede J, Schäfer E, Röger J, Erhard H, Hefner H, Burg G: Coincidence of increased soluble interleukin-2 receptors, diminished natural killer cell activity and progressive disease in cutaneous T-cell lymphomas. Eur J Dermatol 1991;1:135–138.
50 Nestle FO, Haffner AC, Schmid MH, Dummer R, Burg G: Modern aspects of therapy for cutaneous T-cell-lymphoma. Schweiz Med Wochenschr 1997;127:311–320.
51 Kaye FJ, Bunn PJ, Steinberg SM, Stocker JL, Ihde DC, Fischmann AB, Glatstein EJ, Schechter GP, Phelps RM, Foss FM, Parlette H, Anderson M, Sausville E: A randomized trial comparing combination electron-beam radiation and chemotherapy with topical therapy in the initial treatment of mycosis fungoides. N Engl J Med 1989;321:1784–1790.
52 Lambert WC: The thymus bypass model. A new hypothesis for the etiopathogenesis of mycosis fungoides and related disorders. Dermatol Clin 1994;12:305–310.

PD Dr. med. F. O. Nestle, Dermatologische Klinik, Universitätsspital Zürich,
Gloriastrasse 31, CH–8091 Zürich (Schweiz)

Diehl V, Schlag R, Thiel E (Hrsg): Morbus Hodgkin und Non-Hodgkin-Lymphome.
2., überarbeitete Auflage. Basel, Karger, 1998, pp 144–158

Inzidenz und Signifikanz therapieassoziierter Spättoxizitäten bei Patienten mit Morbus Hodgkin

Michael Streit[a], *Eckhard Thiel*[a], *Ernst Dietrich Kreuser*[b]

[a] Abteilung Innere Medizin mit Schwerpunkt Hämatologie und Onkologie, Universitätsklinikum Benjamin Franklin, Freie Universität Berlin
[b] Klinik für Internistische Onkologie und Hämatologie, Krankenhaus der Barmherzigen Brüder, Regensburg

Einleitung

Die Fortschritte bei der Behandlung von Patienten mit Morbus Hodgkin durch intensivierte Chemotherapie, Bestrahlung und Knochenmarktransplantation haben zu einem Langzeitüberleben bei mehr als 70% der Patienten geführt [1–3]. Trotz der hohen Heilungsrate ist die Mortalität und Morbidität bei geheilten Patienten mit Morbus Hodgkin höher als bei der Normalbevölkerung (Abb. 1, 2). Diese Beobachtung lenkte das Interesse auf die Ätiologie, Häufigkeit und Relevanz therapieassoziierter Spätkomplikationen, die ein weites Spektrum sehr unterschiedlicher Erkrankungen umfassen (Tab. 1). Die Bedeutung der Spättoxizität nach Chemotherapie und Bestrahlung ist vor allem durch das erhöhte Risiko von Sekundärneoplasien, Infektionen, Infertilität sowie kardialen, pulmonalen und psychosozialen Störungen bedingt (Tab. 1). Ziel dieser Arbeit ist es, Häufigkeit und Relevanz der wichtigsten späten Organtoxizitäten und deren Einfluß auf die Morbidität und Mortalität bei Patienten mit Morbus Hodgkin darzustellen.

Klassifikation der Organtoxizität

Zytostatika-, hormon-, zytokin- und strahlenbedingte Nebenwirkungen werden nach dem Manifestationszeitpunkt klassifiziert. Perakute Nebenwirkungen treten 1–24 Stunden nach Applikation auf, während akute Nebenwirkungen 1–30 Tage nach Beendigung der systemischen Therapie beobachtet werden. Die verzögerte Spättoxizität tritt 1–12 Monate nach Beendigung der Therapie auf, während sich die späte Toxizität 1 Jahr nach Therapie bis zum Lebensende manifestieren kann [5, 6].

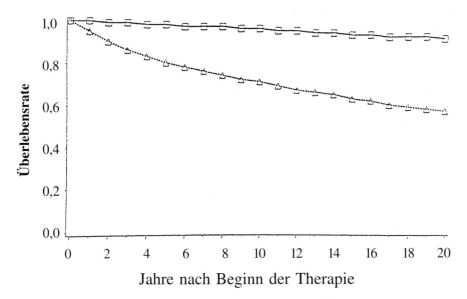

Abb. 1. Vergleich der erwarteten (E) und beobachteten (O) Überlebensraten von 14 225 Patienten mit Morbus Hodgkin (International Data Base on Hodgkin's Disease [4], mit Erlaubnis der Autoren).

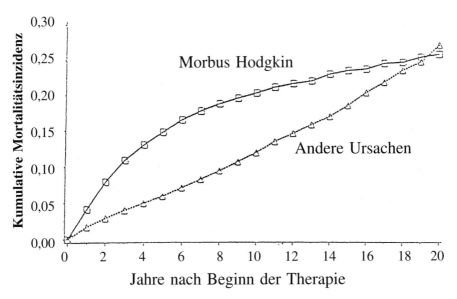

Abb. 2. Kumulative Mortalitätsinzidenz von 14 225 Patienten mit Morbus Hodgkin (International Data Base on Hodgkin's Disease [4], mit Erlaubnis der Autoren).

Tab. 1. Kumulative, therapieassoziierte Spättoxizitäten und deren Einfluß auf die Mortalität und Morbidität bei Patienten mit Morbus Hodgkin

Organtoxizitäten	Häufigkeit, %	Manifestationszeitraum	Mortalität und Morbidität
Sekundärneoplasien	17–23	2–30 Jahre	+++
Koronare Herzerkrankung und Infarkte (Kinder)	29[1]	3–22 Jahre	+++
Infektionen	28	1–6 Jahre	+++
Infertilität (Männer)	77–100		++
Infertilität (Frauen)	72–81		++
Hormondefizit (Frauen)	72–81		++
Hypothyreose[2]	52	1–20 Jahre	+
Verminderung der Arbeitsfähigkeit	46	3–37 Monate	+
Verminderung der Energie	49	3–37 Monate	
Gastrointestinale Toxizität[3]	5–8	1–10	+
Verminderung der Vitalkapazität	70–80	6–12 Monate	+

+++ = Hoher, ++ = mittelgradiger, + = geringer Einfluß auf die Mortalität und Morbidität.
[1] Relatives Risiko.
[2] Nach mediastinaler Bestrahlung.
[3] Ulzera, Obstruktion, Perforation nach abdominaler Bestrahlung.

Morbidität und Mortalität

Die Bedeutung der Spättoxizität nach Therapie liegt einerseits in der Erhöhung der Mortalität und andererseits in einem erhöhten Morbiditätsrisiko mit Verminderung der Lebensqualität bei potentiell geheilten Patienten (Tab. 1). Die Methoden zur Erfassung des erhöhten Mortalitäts- und Morbiditätsrisikos bei Patienten mit Morbus Hodgkin sind weitgehend standardisiert [4, 7–13].

Um nachzuweisen, daß Patienten mit Morbus Hodgkin ein erhöhtes Risiko an Sekundärneoplasien oder Infektionen sowie an kardialen, pulmonalen, gonadalen und psychosozialen Störungen haben, sind allerdings sowohl jahrzehntelange, prospektive Toxizitätsstudien unter Verwendung sensitiver diagnostischer Methoden notwendig als auch vergleichende Überlebensstatistiken, um eine erhöhte Mortalität bei geheilten Patienten mit Morbus Hodgkin gegenüber der Normalbevölkerung festzustellen [4, 12] (Abb. 1, 2). Die Verminderung der Lebensqualität nach kurativer Behandlung mit Störungen der emotionalen, kognitiven und sozialen Dimensionen sind darüber hinaus nur in vergleichenden Studien mittels validierter Instrumente möglich [7].

Sekundärneoplasien

Definition

Sekundäre Neoplasien stellen maligne Erkrankungen dar, welche nach Strahlen- oder Chemotherapie auftreten, sich gegenüber der Erstneoplasie histopathologisch abgrenzen lassen, spezifische Chromosomenalterationen aufweisen (Abb. 3, 4), durch die vorausgehende Therapie bedingt sind und nach einer Latenzzeit von 2 bis über 30 Jahre nach Behandlung auftreten (Tab. 2).

Mortalitätsrisiko

Die Hoffnung, daß geheilte Patienten mit Morbus Hodgkin eine Überlebenswahrscheinlichkeit aufweisen, die sich von der der Normalbevölkerung nicht unterscheidet, hat sich nicht erfüllt [4, 9, 12, 14]. Die beobachtete Mortalitätsrate von geheilten Patienten mit Morbus Hodgkin ist signifikant höher als die einer bezüglich

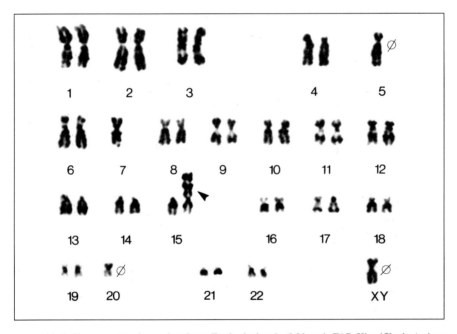

Abb. 3. Karyogramm einer sekundären Erythroleukämie (M6 nach FAB-Klassifikation) eines Patienten mit Morbus Hodgkin. Der Patient entwickelte nach der Therapie seines Hodgkin-Lymphoms eine akute Erythroleukämie. Er zeigte im Knochenmark die für Sekundär-Leukämien charakteristischen numerischen bzw. strukturellen Veränderungen an den Chromosomen 5 und 7 sowie einen Verlust des Y-Chromosoms und eines Chromosoms 20. Der Karyotyp lautet: 42, X, -Y, -5, dic (7;15) (q34/36;p12), -7, -20. Ein Chromosom 7 ist an den kurzen Arm von Chromosom 15 transloziert, so daß ein dizentrisches Chromosom entstanden ist (mit freundlicher Genehmigung von Frau Prof. Fonatsch, Lübeck).

Tab. 2. Mortalitätsrisiko von Patienten mit Morbus Hodgkin nach Chemo- und Strahlentherapie [modifiz. nach 4]

Todesursachen	Häufigkeit	
	n	%
Progression des Morbus Hodgkin	2777	67
Sekundärneoplasien	413	10
Interkurrente Krankheiten	577	14
Nebenwirkungen der Therapie	233	6
Nicht angegeben	139	3
Gesamt	4134	100

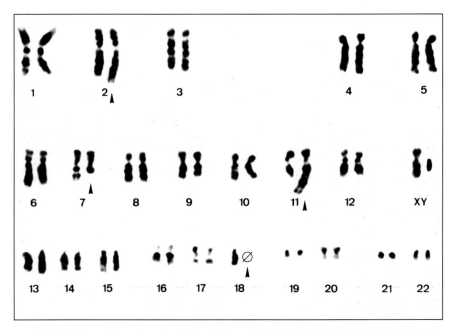

Abb. 4. Karyogramm einer sekundären akuten myelomonozytären Leukämie (M4 nach FAB-Klassifikation) eines Patienten mit Morbus Hodgkin. Der Patient entwickelte eine akute myelomonozytäre Leukämie (M4) nach Chemotherapie mit dem COPP/ABVD-Schema wegen Morbus Hodgkin im Stadium IVA. Bei ihm ließ sich im Knochenmark eine Translokation zwischen den langen Armen der Chromosomen 2 und 7 sowie eine Verlagerung eines gesamten Chromosoms 18 an den langen Arm von Chromosom 11 nachweisen: 45, XY, t(2;7), (q33;q22), dic (11;18) (q2?5;q2?3), -18. Auch in diesem Fall ist Chromosom 7 von einer Strukturaberration betroffen; die Chromosomen 11 und 18 bilden ein dizentrisches Chromosom. (Mit freundlicher Genehmigung von Frau Prof. Fonatsch, Lübeck.)

Tab. 3. Charakteristika von Sekundärneoplasien bei Patienten mit Morbus Hodgkin

---

Unterschiedliche Risikofaktoren für akute Leukämien, solide Tumoren
  und Non-Hodgkin-Lymphome; Latenzzeit 2 bis über 30 Jahre
80% der Tumoren im Strahlenfeld lokalisiert
Stetig steigendes Risiko für epitheliale Tumoren
Höchstes Riskiko für akute myeloische Leukämie in den ersten 10 Jahren
Häufig myelodysplastische Syndrome
Akute myeloische Leukämien meist M4 und M5 nach FAB-Klassifikation
Spezifische numerische und strukturelle Chromosomenaberrationen in 90% der akuten myeloischen
Leukämien:
+8, –5, del (5p), –7, del (7p)
t (3; 21) (p21; q26)
t (9; 11) (p22; q23)
42,X,-Y,-5,dic(7;15)(q34/36;p12),-7,-20 (Abb. 3)
45, XY,t(2;7),(q33;q22),dic(11;18)(q2?5;q2?3),-18 (Abb. 4)
Sekundäre AML häufig therapierefraktär

Alter und Geschlecht vergleichbaren Kontrolle [4, 9]. Darüber hinaus nimmt das Risiko, an einem Rezidiv des Morbus Hodgkin zu versterben, über die Zeit ab, während das Risiko, an späten Therapiekomplikationen zu versterben, überproportional zunimmt. 20–25% der geheilten Patienten mit Morbus Hodgkin versterben an therapieassoziierten Spätkomplikationen, vor allem an Sekundärneoplasien, Infektionen und kardialen Komplikationen [4, 9, 23]. Es mehren sich Hinweise, daß nach Hochdosistherapie und autologer oder allogener Knochenmarktransplantation das Risiko von sekundären Neoplasien noch erhöht ist [15, 16]. Auffallend ist die hohe Inzidenz und kurze Manifestationsdauer zwischen Knochenmarktransplantationen und Auftreten von sekundären myelodysplastischen Syndromen bei Patienten mit Morbus Hodgkin und Non-Hodgkin-Lymphomen [17, 18].

Sekundärneoplasien können als myelodysplastische Syndrome, akute Leukämien, chronische Leukämien, epitheliale Neoplasien, maligne Lymphome, Sarkome und Melanome auftreten. Wesentliche klinische und zytogenetische Charakteristika von Sekundärneoplasien sind in Tabelle 3 zusammengefaßt.

Chemotherapie

Das Risiko sekundärer Neoplasien ist von Therapie- und Patientenfaktoren abhängig. Ungünstige prognostische Faktoren für das Risiko von Sekundärneoplasien bei Patienten mit Morbus Hodgkin sind fortgeschrittenes Stadium, MOPP- oder MOPP- ähnliche Chemotherapie, kombinierte Chemo-Strahlen-Therapie, Rezidivtherapie, lange Latenzzeit, Splenektomie und höheres Alter zum Zeitpunkt der Therapie [4, 8, 9, 11, 19]. Das kumulative Risiko für alle Neoplasien liegt nach 10 Jahren zwischen 5 und 8% und nach 20 Jahren zwischen 18 und 23% [7–9, 11, 14].

Zwischen der anatomischen Primärlokalisation des Morbus Hodgkin und der Art der Sekundärneoplasien scheint keine Korrelation zu bestehen. Bei Patienten über 40 Jahre ist das Risiko für solide Tumoren signifikant höher, bei Patienten über 30 Jahre für Non-Hodgkin-Lymphome. Das Risiko für Sekundärneoplasien steigt nach Splenektomie an. Während akute myeloische Leukämien bei nicht splenektomierten Patienten in nur 0,69 % der Fälle auftreten, werden diese in 5,86 % bei splenektomierten Patienten beobachtet [9, 19]. Dieser kausale Zusammenhang konnte in 5 Studien gezeigt werden [9, 14]. Langzeitbeobachtungen von Patienten mit Morbus Hodgkin über mehr als 20 Jahre haben gezeigt, daß das Risiko für solide Tumoren mit dem Abstand zur Behandlung stetig zunimmt, jedoch für akute Leukämien nach 10–14 Jahren ein Plateau erreicht wird, da 80 % der akuten myeloischen Leukämien in den ersten 10 Jahren nach Therapie auftreten [9, 10]. Patienten mit Morbus Hodgkin, die eine Chemotherapie nach dem ABVD-Schema erhielten, scheinen kein erhöhtes relatives Risiko für Sekundärneoplasien zu haben. Dagegen haben Patienten, die nach dem MOPP- oder MOPP-ähnlichen Schema behandelt wurden, mit 1,8 ein deutlich erhöhtes Risiko, da vor allem Alkylantien ein hohes Neoplasiepotential haben [8]. Patienten mit Morbus Hodgkin, die eine kombinierte Chemo- und Strahlentherapie bekamen, zeigen ebenfalls ein signifikant erhöhtes Risiko für sekundäre akute myeloische Leukämien [8, 9, 11, 14]. Das erhöhte Risiko scheinen Patienten zu haben, die eine Salvage-Therapie erhielten [8].

Hochdosistherapie mit Stammzelltransplantation
Nach Hochdosistherapie mit Stammzelltransplantation bei Patienten mit Morbus Hodgkin und Non-Hodgkin-Lymphomen liegt die kumulative Wahrscheinlichkeit nach sechs Jahren bei 13,5% ± 4,8% für ein myeloplastisches Syndrom oder eine akute myeloische Leukämie [31].

Strahlentherapie
Nach alleiniger Strahlentherapie ist das Risiko für sekundäre akute myeloische Leukämien oder ein myelodysplastisches Syndrom gering. Nach Extended-field-Bestrahlung ist das Risiko für solide Tumoren jedoch deutlich höher [14]. 80 % der soliden Sekundärtumoren liegen im Strahlfeld. Nach 15 Jahren haben Frauen unter 20 Jahren nach Mantelfeldbestrahlung ein über 40faches Risiko, ein sekundäres Mammakarzinom zu entwickeln [10].

Kardiale Spättoxizität

Morbidität und Mortalität
Die Häufigkeit relevanter kardialer Komplikationen nach Chemotherapie und/oder mediastinaler Bestrahlung bei Patienten mit Morbus Hodgkin wird sehr diskre-

pant beurteilt. Die unterschiedliche Inzidenz ist jedoch stark von dem Untersuchungszeitpunkt nach Therapie, Alter der Patienten, Strahlentechnik, Zytostatika-Regime und von der Sensitivität der eingesetzten diagnostischen Methoden abhängig. Während die Morbidität durch kardiale Spätkomplikationen nach Therapie erhöht sein kann, wiesen umfangreiche Überlebensstatistiken kein erhöhtes Mortalitätsrisiko durch kardiale Spättoxizität für Erwachsene [4, 12, 20, 21], dagegen für Kinder und Adoleszente auf [22].

Perikarditis

In den ersten 6 Monaten nach mediastinaler Bestrahlung wird in bis zu 49 % der Fälle eine Perikarditis oder ein Pleuraerguß, vor allem bei Kindern, beobachtet [11, 23]. Die Perikarditis geht allerdings meist ohne klinische Symptomatik einher und bildet sich häufig spontan oder unter milder supportiver Therapie zurück. Eine klinisch-relevante, chronisch-konstriktive Perikarditis nach mediastinaler Bestrahlung ist mit heutigen Bestrahlungstechniken selten [Übersicht bei 11, 14].

Koronare Herzerkrankung

Obwohl in älteren Studien ein erhöhtes Risiko von koronarer Herzerkrankung und Herzinfarkten nach mediastinaler Bestrahlung postuliert wurde [24], zeigen neuere Studien über die kardiale Spättoxizität [20, 21, 23] und Studien über die Überlebensstatistik, daß Erwachsene mit Morbus Hodgkin nach mediastinaler Bestrahlung kein wesentlich erhöhtes Risiko für eine koronare Herzerkrankung oder Herzinfarkte haben [4, 12]. Von 49 Patienten mit Morbus Hodgkin, die im Median 5 (3-9) Jahre nach Chemotherapie und/oder mediastinaler Bestrahlung untersucht wurden, hatte kein Patient klinisch und im Belastungs-EKG Hinweise für eine koronare Herzerkrankung [20]. Eine ältere Arbeit von 1982 [24], in welcher Hodgkin-Patienten bezüglich ihrer kardialen Mortalität untersucht und eine 25fache Erhöhung des Myokardinfarktrisikos beschrieben wurde, kann für heutige Bestrahlungstechniken nicht mehr als repräsentativ angesehen werden [22]. Dagegen scheint gesichert, daß bei Kindern und Adoleszenten mit Morbus Hodgkin nach mediastinaler Bestrahlung das Risiko für auch tödlich verlaufende kardiale Komplikationen mit einem relativen Risiko von 29,6 signifikant erhöht ist [22].

Kardiomyopathie

Die Inzidenz von Kardiomyopathien bei Erwachsenen mit Morbus Hodgkin nach mediastinaler Bestrahlung und/oder Chemotherapie scheint nicht signifikant erhöht zu sein. Dies geht vor allem aus Studien hervor, in denen die kardiale Spättoxizität des MOPP-Schemas mit der des ABVD-Regimes verglichen wurde. Es fand sich bei Erwachsenen kein erhöhtes kumulatives Risiko für Kardiomyopathien oder kardial bedingte Todesfälle, auch nicht in der ABVD-Gruppe [21]. Von 49 Patienten, welche 5 Jahre nach Chemotherapie und/oder mediastinaler Bestrahlung einer umfassenden kardiologischen Diagnostik unterzogen wurden, hatte kein Patient Hinweise für eine Kardiomyopathie [20]. Obgleich geringgradige valvuläre Verdickungen bei diesen Patienten in bis zu 42% der Fälle beobachtet wurden, scheinen diese meist keine hämodynamischen Auswirkungen zu haben [20].

Pulmonale Toxizität

Pulmonale Funktionsänderungen nach Bestrahlung und Chemotherapie bei Patienten mit Morbus Hodgkin sind häufig. Nach Mantelfeldbestrahlung fällt die Vitalkapazität 6–12 Monate nach Beendigung der Therapie auf 70–80% der Normwerte aufgrund einer strahleninduzierten Pneumonitis ab. Die verminderte Vitalkapazität normalisiert sich jedoch 18–24 Monate nach Beendigung der Therapie bei den meisten Patienten [9, 13]. Die kumulative Häufigkeit einer Strahlenpneumonitis nach mediastinaler Bestrahlung beträgt 4,3%, steigt jedoch auf 11% bei Patienten mit großem Mediastinaltumor und auf 15% bei einer Ganzlungenbestrahlung [23]. Das Risiko jedoch von tödlichen pulmonalen Komplikationen bei Patienten mit Morbus Hodgkin nach Bestrahlung und Chemotherapie scheint bei Patienten, die eine Chemotherapie mit dem ABVD-Regime erhielten, nicht erhöht zu sein]10, 21].

Psychosoziale Dimension

Zur Lebensqualität bei geheilten Patienten mit Morbus Hodgkin liegen nur wenige Daten vor [7, 25]. Bereits 1986 konnte gezeigt werden, daß 37% der Patienten mit Morbus Hodgkin nach Therapie die ursprüngliche Leistungsfähigkeit nicht mehr erreichten und daß 29% der Patienten arbeitslos blieben [25]. Die Auswirkungen der Therapie auf die psychosozialen Dimensionen wurden kürzlich erstmals in einer vergleichenden Studie untersucht (Tab. 4). Es zeigten sich signifikante Unterschiede im Schweregrad und in der Dauer physischer, psychischer und sozialer Störungen.

Tab. 4. Risiko psychosozialer Störungen bei Patienten mit Morbus Hodgkin im Vergleich zu Patienten mit Keimzelltumoren nach Therapie [modifiz. nach 7]

Parameter	Morbus Hodgkin	Keimzell-Tumoren	p-Wert
Körperliche Aktivität stark reduziert, Monate	10	5	0,001
Körperliche Aktivität wiedererlangt, %	75	90	0,002
Energie wiedererlangt, %	49	83	0,001
Unfähigkeit, wie früher zu arbeiten, %	46	25	0,01

Während die körperliche Aktivität bei Patienten mit Morbus Hodgkin über 10 Monate stark reduziert war, fand sich eine Verminderung bei Patienten mit Keimzelltumoren nur über 5 Monate (p = 0,001). Die volle körperliche Aktivität wurde bei 75 % der Patienten mit Morbus Hodgkin wieder erreicht, während sie bei Patienten mit Keimzelltumoren in 90 % (p = 0,002) wieder hergestellt wurde. Die volle Energie wurde nach Therapie nur bei 49 % der Patienten mit Morbus Hodgkin, dagegen bei 83 % der Patienten mit Keimzelltumoren wiedererlangt (p = 0,001). Eine Verminderung der Arbeitsfähigkeit gaben 46 % der Patienten mit Morbus Hodgkin, jedoch nur 25 % der Patienten mit Keimzelltumoren an (p = 0,01). Nur 29 % der befragten Patienten mit Morbus Hodgkin gaben an, einen sehr guten Gesundheitszustand nach Therapie zu haben, dagegen 43 % mit Hodentumoren. Diese Daten zeigen, daß körperliche, psychische und soziale Störungen bei Patienten mit Morbus Hodgkin nach kurativer Therapie häufig auftreten (Tab. 4), deren Ätiologie und therapeutische Konsequenzen allerdings noch weitgehend unbekannt sind [7].

Störungen der Schilddrüse

Spätstörungen der Schilddrüsenfunktionen treten nach Mantelfeld- und zervikaler Bestrahlung nach 20 Jahren in bis zu 53 % der Fälle [26] auf. Im Gegensatz hierzu werden nach alleiniger Chemotherapie diese Dysfunktionen nicht beobachtet. Die häufigste Störung ist mit 41 % die Hypothyreose, wohingegen die Struma und der Morbus Basedow nur in 3,3 % der Fälle auftreten. Obwohl Schilddrüsenkarzinome nur in 1,7 % der Fälle nach 20 Jahren auftraten, ist das Risiko erhöht. Das Risiko für Schilddrüsendysfunktionen nach Bestrahlung ist bei Kindern mit 64 % gegenüber Erwachsenen mit 29 % signifikant höher (p < 0,001) [26].

Infektionen

Das Risiko von Infektionen bei Patienten mit Morbus Hodgkin nach Splenektomie ist erhöht. Infektionen sind neben sekundären Neoplasien die gravierendsten Nebenwirkungen, da sie letale Komplikationen darstellen können. 28 % der splenektomierten Patienten haben eine oder mehrere ernsthafte Infektionen während der ersten 6 Jahre nach Therapie. Etwa die Hälfte der Todesfälle bei Patienten mit Morbus Hodgkin sind durch schwere Infektionen bedingt [27]. Splenektomierte Erwachsene und Kinder können fatale Infektionen mit Pneumokokken entwickeln, wobei das Risiko für Kinder höher ist. Allerdings konnte durch Impfungen gegen Pneumokokken das Risiko vermindert werden. Dennoch liegt das kumulative Risiko einer Pneumokokkensepsis bei Patienten mit Morbus Hodgkin nach 10 Jahren noch bei 7 % [27].

Gastrointestinale Toxizität

Störungen des Gastrointestinaltraktes bei Patienten mit Morbus Hodgkin nach abdomineller Bestrahlung sind vor allem Ulzera, Gastritis, Obstruktion und Perforation. Späte gastrointestinale Funktionsstörungen werden in 5,3 % der Fälle beobachtet [9]. Während das Risiko für gastrointestinale Funktionsstörungen bei Patienten nach Laparotomie und Bestrahlung 8,8 % beträgt, liegt es bei Nichtlaparotomierten nur bei 2 % ($p < 0{,}001$). Zur Vermeidung dieser Störungen wird eine Standarddosis von 36–40 Gy empfohlen, wobei die Einzeldosis nicht über 2 Gy liegen sollte [9].

Infertilität

Männer

Bereits vor Chemotherapie sind bei etwa 60 % der Patienten mit Morbus Hodgkin Funktionsstörungen der Gonaden nachweisbar, deren Ätiologie noch immer unklar ist [28]. Nach Chemotherapie haben die meisten Patienten schwere, in der Regel irreversible testikuläre bzw. ovarielle Funktionsstörungen [3, 5, 29]. Tabelle 5 gibt einen Überblick über das Risiko von Reproduktionsstörungen bei Patienten mit Morbus Hodgkin in Abhängigkeit von der Chemotherapie. Nach 6 Zyklen Chemotherapie mit dem MOPP- oder COPP-Regime entwickeln 77–100 % der Männer eine Germinalzellaplasie mit Azoospermie und pathologisch erhöhten FSH-Werten. Auch nach der Therapie mit dem COPP/ABVD-Schema tritt in 87 % eine irreversible Infertilität bei Männern auf [5]. Aufgrund der ausgeprägten Stammzellschädigung der Spermatogenese mit diesen Zytostatika kommt es nur bei 0–10 % der Patienten zu einer Regeneration. Bei Patienten dagegen, die alleine mit dem ABVD-Schema behandelt wurden, zeigt sich eine Germinalzellaplasie nur in 33 % der Fälle, wobei eine Regeneration bei den meisten Patienten erwartet werden kann [21].

Tab. 5. Infertilität bei Patienten mit Morbus Hodgkin in Abhängigkeit von der Chemotherapie

Geschlecht	Chemotherapie	Mediane Häufigkeit, %
Frauen	MOPP	81
	COPP	71
	ABVD	0
	COPP/ABVD	77
Männer	MOPP	88
	COPP	96
	ABVD	50
	COPP/ABVD	87

Frauen

Bei Patientinnen mit Morbus Hodgkin, die nach dem MOPP-, COPP- oder COPP/ABVD- Schema behandelt werden, muß in 72–81% mit einer Ovarialinsuffizienz gerechnet werden, die altersabhängig auftritt [29]. Während bei Patientinnen unter 30 Jahren eine permanente Ovarialinsuffizienz nur bei 30% der Patienten zu erwarten ist, steigt diese auf 80% bei Patienten über 30 Jahren an. Bei Patientinnen mit zytostatikainduzierter Ovarialinsuffizienz nach Chemotherapie und Bestrahlung besteht immer gleichzeitig ein Östrogendefizit, welches meistens zur Verminderung der Knochendichte mit Frakturgefahr sowie zu psychischen und vegetativen Störungen führt [29]. Um diese psychischen und organischen Störungen zu vermeiden und die Lebensqualität dieser Patienten zu heben, besteht eine absolute Indikation für eine sofortige und langfristige Hormonsubstitution unter Berücksichtigung der Kontraindikationen. Die Hoffnung, daß durch die Gabe von LHRH-Analoga während der Chemotherapie oder Bestrahlung das permanente Infertilitätsrisiko vermindert werden könnte, hat sich in 6 klinischen Studien nicht erfüllt [Übersicht bei 30].

Strategien zur Vermeidung von Spätkomplikationen

Strategien zur Vermeidung des Risikos von sekundären Neoplasien sind die Umgehung der Splenektomie, Vermeidung kombinierter Chemo-Strahlen-Therapie und Vermeidung von MOPP- oder COPP-ähnlichen Chemotherapien. Das Risiko auch fataler kardialer Spätkomplikation in Form von koronarer Herzerkrankung, Herzinfarkten und Perikarditis bei Kindern und Abdoleszenten kann durch eine Reduktion der mediastinalen Strahlendosis auf 40 Gy vermindert werden. Die verzögerte pulmonale Spättoxizität in Form der Strahlenpneumonitis ist meist nicht gravierend und erhöht nicht das Mortalitätsrisiko. Psychosoziale Spätstörungen wie Verminderung der Aktivität, der Energie und Arbeitsfähigkeit sind bei Patienten mit Morbus Hodgkin überproportional häufig. Strategien ihrer Vermeidung oder adäquate therapeutische Maßnahmen sind noch nicht etabliert. Das Risiko von Schilddrüsenerkrankungen nach Mantelfeldbestrahlung ist signifikant erhöht und manifestiert sich meist durch eine Hypothyreose, die einer Substitution bedarf. Das Risiko für Infektionen, vor allem bei splenektomierten Patienten, ist erhöht. Es kann durch Vermeidung der Splenektomie und Impfung mit Pneumovac verringert werden. Gastrointestinale Dysfunktionen in Form von Ulzera, Gastritis, Perforation oder Obstruktionen können durch die Vermeidung der Splenektomie und durch die Reduktion der Einzeldosis auf 2 Gy bei der abdominellen Bestrahlung verhindert werden. Die hohe Inzidenz an permanenter Infertilität bei Frauen und Männern kann durch die Vermeidung von Alkylantien und durch optimale Bestrahlungstechnik reduziert werden. Die Applikation von LHRH-Analoga während der Therapie konnte das Infertilitätsrisiko nicht reduzieren. Aufgrund des signifikant erhöhten Mortalitäts-

und Morbiditätsrisikos bei geheilten Patienten mit Morbus Hodgkin ist eine lebenslange konsequente Überwachung notwendig, inbesondere um frühzeitig sekundäre Neoplasien, Infektionen und kardiale Spätkomplikationen zu erkennen und einer adäquaten Therapie zuzuführen.

Zusammenfassung

Aufgrund des signifikant erhöhten Mortalitäts- und Morbiditätsrisikos durch therapieinduzierte Spättoxizitäten bei geheilten Patienten mit Morbus Hodgkin ist eine lebenslange konsequente Überwachung notwendig. Strategien zur Verminderung des Risikos von sekundären Neoplasien, meist myelodysplastische Syndrome, akute Leukämien, Non-Hodgkin-Lymphome und solide Tumoren, umfassen die Umgehung der Splenektomie, Vermeidung kombinierter Chemo-Strahlentherapien sowie Alkylantien. Das Risiko auch fataler kardialer Spätkomplikationen in Form von koronarer Herzerkrankung, Herzinfarkten und Perikarditis bei Kindern und Adoleszenten kann durch eine Reduktion der mediastinalen Strahlendosis auf 40 Gy vermindert werden. Die verzögerte pulmonale Spättoxizität in Form der Strahlenpneumonitis ist meist nicht gravierend und erhöht nicht das Mortalitätsrisiko. Psychosoziale Spätstörungen wie Verminderung der Aktivität, der Energie und der Arbeitsfähigkeit sind bei Patienten mit Morbus Hodgkin überproportional häufig. Strategien zu ihrer Vermeidung oder adäquate therapeutische Maßnahmen sind noch nicht etabliert. Das Risiko von Schilddrüsenerkrankungen nach Mantelfeldbestrahlung ist auch nach 25 Jahren signifikant erhöht. Ein erhöhtes Risiko besteht für Schilddrüsenkarzinome, Morbus Basedow und Hypothyreose, die einer Substitution bedarf. Das Risiko für Infektionen, vor allem bei splenektomierten Patienten, ist erhöht, auch nach vielen Jahren. Dieses Risiko kann durch Vermeidung der Splenektomie und Impfung mit Pneumovac gesenkt werden. Gastrointestinale Dysfunktionen in Form von Ulzera, Gastritis, Perforation oder Obstruktionen können durch Vermeidung der Splenektomie und durch die Reduktion der Einzeldosis auf 2 Gy bei der abdominellen Bestrahlung verhindert werden. Die hohe Inzidenz an permanenter Infertilität bei Frauen und Männern kann durch die Vermeidung von Alkylantien und durch optimale Bestrahlungstechnik reduziert werden. Die Applikation von LHRH-Analoga während der Chemo- oder Strahlentherapie konnte das hohe Infertilitätsrisiko nicht reduzieren. Hauptziele derzeitiger Therapiestudien bei Morbus Hodgkin sind die Verbesserung der Überlebensraten bei Verwendung weniger leukämogener und toxischer Zytostatika, nebenwirkungsärmere Bestrahlungstechniken sowie optimierte supportive Therapien durch die Gabe hämatopoietischer Wachstumsfaktoren zur Verminderung der Akut- und Langzeittoxizität.

Literatur

1. Reece ED, Connors JM, Spinelli JJ, Barnett MJ, Fairey RN, Klingemann H-G, Natanel SH, O'Reilly S, Shepherd JD, Sutherland HJ, Voss N, Chan K-W, Philips GL: Intensive therapy with cyclophosphamide, carmustine, etoposide ±cisplatin, and autologous bone marrow transplantation for Hodgkin's disease in first relapse after combination chemotherapy. Blood 1994;83:1193–1199.
2. Tesch H, Engert A, Lathan B, Löffler M, Hasenclever D, Pfreundschuh M, Dühmke E, Diehl V: Therapy of Hodgkin's disease. Onkologie 1993;16:407–415.
3. Urba WJ, Longo DL: Hodgkin's disease. N Engl J Med 1992;5:678–687.
4. Henry-Amar M, Somers R: Survival outcome after Hodgkin's disease: A report from the International Database on Hodgkin's disease. Semin Oncol 1990;17:758–768.
5. Kreuser ED, Klingmüller D, Thiel E: Diagnostik und Prognose gonadaler Toxität nach Chemotherapie und Bestrahlung. Dtsch Med Wochenschr 1992;117:1810–1817.
6. Perry MC: Complications of chemotherapy. An overview, in Perry MC, Yarbro JW (eds): Toxicity of Chemotherapy. Orlando, Grune & Stratton, 1984, pp1–10.
7. Bloom JR, Bobair P, Gritz E, Wellisch D, Spiegel D, Varghese A, Hoppe R: Psychosocial outcomes of cancer: A comparative analysis of Hodgkin's disease and testicular cancer. J Clin Oncol 1993;5:979–988.
8. Cimino G, Papa G, Tura S, Mazza P, Rossi Ferrini PL, Bosi A, Amadori S, Lo Coco F, D'Arcangelo E, Giannarelli D, Mandalli F: Second primary cancer following Hodgkin's disease: Updated results of an Italian multicentric study. J Clin Oncol 1991;9:432–437.
9. Cosset JM, Henry-Amar M, Meerwaldt JH: Long-term toxicity of early stages of Hodgkin's disease therapy: The EORTC lymphoma cooperative group. Ann Oncol 1991;2:77–82.
10. van Leeuwen FE, Klokman WJ, Hagenbeek A, Noyon R, van den Belt-Dusebout AW, van Kerkhoff EHM, van Heerde P, Somers R: Second cancer risk following Hodgkin's disease: A 20-year follow-up study. J Clin Oncol 1994;12:312–325.
11. Lipschultz SEG, Sallan SE: Cardiovascular abnormalities in long-term survivors of childhood malignancy. J Clin Oncol 1993;11:1199–1203.
12. van Rijswijk REN, Verbeek J, Haanen C, Dekker AW, van Daal WAJ, van Peperzeel HA: Major complications and causes of death in patients treated for Hodkin's disease. J Clin Oncol 1987;5:1624–163.
13. Valagussa P, Santoro A, Bonadonna G: Thyroid, pulmonary, and cardiac sequelae after treatment for Hodgkin's disease. Ann Oncol 1992;3:111–115.
14. Henry-Amar M: Second cancer after the treatment for Hodgkin's disease: A report from the International Database on Hodgkin's disease. Ann Oncol 1992;3:117–128.
15. Armitage J, Vose J, Anderson P: Complete remission (CR) following high dose chemotherapy (HDC) and autologous hematopoietic rescue for non-Hodgkin's lymphoma: Evolution of CR durability and incidence of secondary myelodysplastic syndrome. Proc Am Soc Oncol 1993;12:363.
16. Chan T, Juneja S, Wolf M, Januszewicz E, Cooper I: Secondary myelodysplastic syndrome following bone marrow transplantation: Report of two cases. Bone Marrow Transplant 1994;13:145–148.
17. Miller JS, Arthur DC, Litz CE, Neglia JP, Miller WJ, Weisdorf DJ: Myelodysplastic syndrome following autologous bone marrow transplantation: An additional late complication of curative cancer therapy. Blood 1993;82:455 a.
18. Traweek ST, Slovak ML, Nademanee AP, Brynes RK, Niland JC, Fromm SJ: Myelodysplasia occuring after autologous bone marrow transplantation (ABMT) for Hodgkin's disease (HD) and non-Hodgkin's lymphoma (NHL). Blood 1993;82:455 a.
19. Tura S, Fiacchini M, Zinzani PL, Brusamolino E, Gobbi PG: Splenectomy and the increasing risk of secondary acute leukemia in Hodgkin's disease. J Clin Oncol 1993;11:925–930.
20. Kreuser ED, Völler H, Behles C, Schröder K, Uhrig A, Besserer A, Thiel E: Evaluation of late cardiotoxicity with pulsed Doppler echocardiography in patients treate for Hodgkin's disease. Br J Haematol 1993;84:615–622.
21. Santoro A, Bonadonna G, Valagussa P: Long-term results of combined chemotherapy-radiotherapy approach in Hodgkin's disease: Superiority of ABVD plus radiotherapy versus MOPP plus radiotherapy. J Clin Oncol 1987;5:27–37.
22. Hancock SL, Donaldson SS, Hoppe RT: Cardiac disease following treatment of Hodgkin's disease in children and adolescents. J Clin Oncol 1993;11:1208–1215.
23. Tarbell NJ, Thompson L, Mauch P: Thoracic irradiation in Hodgkin's disease: Disease control and long-term complictions. Int J Radiat Oncol Biol Phys 1990;18:275–281.

24 Boivin J-F, Hutchison GB: Coronary heart disease mortality after irradiation for Hodgkin's disease. Cancer 1982;49:2470-2475.
25 Fobiar P, Hoppe T, Bloom J, Cox R, Varghese A, Spiegel D: Psychosocial problems among survivors of Hodgkin's disease. J Clin Oncol 1986;4:805-814.
26 Hancock SL, Cox RS, Dougall MB: Thyroid diseases after treatment of Hodgkin's disease. N Engl J Med 1991;325:599-605.
27 Bookman MA, Longo LD: Concomitant illness in patients treated for Hodgkin's disease. Cancer Treat Rev 1986;13:77-111.
28 Reed E, Sanger WG, Armitage JO: Results of semen cryopreservation in young men with testicular carcinoma and lymphoma. J Clin Oncol 1986;4:537-539.
29 Kreuser ED, Felsenberg D, Behles C, Seibt-Jung H, Mielcarek M, Diehl V, Dahmen E, Thiel E: Long-term gonadal dysfunction and its impact on bone mineralization in patients following COPP/ABVD chemotherapy for Hodgkin's disease. Ann Oncol 1992;3:105-110.
30 Kreuser ED, Klingmüller D, Thiel E: The role of LHRH-analogoues in protecting gonadal functions during chemotherapy and irradiation. Eur Urol 1993;23:157-164.
31 Deeg HJ, Socié G: Malignancies after hematopoietic stem cell transplantation: Many questions, some answers. Blood 1998;91:1833-1844.

Prof. Dr. med. E. D. Kreuser, Klinik für Internistische Onkologie und Hämatologie, Krankenhaus der Barmherzigen Brüder, Prüfeninger Straße 86, D-93049 Regensburg (Deutschland)

Sachwortverzeichnis

Abdominelle Bestrahlung(en) 91, 160
Abdominelles Bad 87
Abortive Lymphome 140
ABVD-Regime 151, 152
ABVD-Schema 90, 150, 155
Acanthosis nigricans 130
Acitretin 138
Adhäsionsmoleküle, Integrine 48
Adjuvante Polychemotherapie 84
– Therapie 138
Adnexstrukturen 119
Adulte T-Zell-Leukämie 22
Adultes T-Zell-Lymphom 5, 22
Aggressive Lymphome 92
– Polychemotherapie 137
AIDS 45
AIDS-assoziierte Lymphome 94
AIDS-Erkrankung 45
AKMT 67
Aktinisches Retikuloid 130
Akute Leukämien 149
– lymphatische Leukämie vom Burkitt-Typ 42
– myeloische Leukämien 150
– – –, sekundäre 150
– myelomonozytäre Leukämie, sekundäre 148
– Nebenwirkungen 115
Akutreaktion, radiogene 91
Allgemeinreaktionen 91
Allgemeinsymptome 98
Alopezie, syringolymphoide Hyperplasie 129
Anaplastische(s) großzellige(s) Lymphom(e) 23, 24, 128, 135

– – –, Ki-1-positive 37
– – –, T- und Null-Zell-Typen 23
– Ki-1-Lymphom, großzelliges 36
– Large-cell-Lymphom (ALCL) 128
– Lymphome 139
Angioendotheliomatosis systematisata 132
Angioimmunoblastisches T-Zell-Lymphom 21
Angiozentrisches Lymphom 21
Ann-Arbor-Klassifikation 98, 99
Anomalien, sekundäre 38
Antigenpersistenz 124
Antigen-Verlust 129
APO-1/FAS-Gen 124
Apoptose 31, 122–124, 140
Apoptoserate 123
Arbeitsfähigkeit 153
Ätiologie der MALT-Lymphome 75
Autoimmunologische Erkrankungen 76
Autologe KMT/PBSCT 63, 64
– Knochenmarktransplantation (AKMT) 57, 67, 72
Autologer Stammzellersatz 110

B-NHL 5
B-Symptomatik 57, 79
B-Zell-Leukämie, chronische lymphatische 5, 10
B-Zell-Lymphom(e) 5, 30, 34, 77, 119
–, diffuse(s), großzellige(s) 15
–, großzellige(s) 5
–, hochmalignes (Typ Burkitt) 17
–, kutane 130, 137
– vom MALT-Typ, niedrigmalignes 12

– – –, hochmaligne 77
–, primäres mediastinales, großzelliges 16
–, sekundäre großzellige 53
B-Zell-Milzlymphom mit zirkulierenden villösen Lymphozyten 14
B-Zell-Neoplasien 8, 9
B-Zell-Non-Hodgkin-Lymphom(e) 30, 34
B-Zellen, monozytoide 132
B-Zonen 119
Bad, abdominelles 87
Balancierte Translokationen 38
Bax 124
BCL, follikuläres 132
– der Haut, follikuläre 131
–, kutane 130, 134
–, maligne 130
bcl-1 138
bcl-2 138
BCL-2 124, 140
BCL-2-Protein-Expression 131
BCL-2-Proto-Onkogen 124
BCL2-Rearrangement 42
BCL6-Gen 34
Bestrahlung 100
–, abdominelle 91, 153
–, mediastinale 151, 152
– des Mediastinums 93
–, total-lymphatische 87
–, zervikale 153
Bestrahlungsvolumina 87
Blastäre Hirnlymphome, großzellige 46
Blastäres Non-Hodgkin-Lymphom 50
Blutstammzellen, periphere 111
Blutstammzelltransplantation (PBSCT) 61
Blutungsneigung 113
Boost 92
Boost-Bestrahlung 94
borderline tumor 53
Borrelia burgdorferi 133
Bulk-Befall 90
«bulky disease» 38
Burkitt-Lymphom(e) 16, 17, 29, 31, 33, 38–40, 42, 46, 132, 140
–, sporadisches 140

C-myc 138
–, Onkogen 32, 38, 42
CBCC-Lymphom der Haut 130
cbcc-Lymphom mit 14;18-Translokation 42
cbcc-Lymphome 41
CBCL 130, 131, 133, 135, 136
– der Haut, follikuläres 130, 132
–, semi-maligne («pseudolymphomatöse») 131
CD30 129
CD30-Antigen 37

CD34+-Zellen 113
2-CDA 61
«Centrocyte-like cells» (CCL) 75
Chemo-Radio-Therapie 57
Chemo-Strahlen-Therapie, kombinierte 60, 82, 102, 149, 155
Chemotherapie(n) 137
–, ABVD-Schema 90
–, BEACOPP 90
–, CHOP 66, 67, 110, 116
–, CHOP-Schema 66
–, COP-BLAM/GM-CSF-Studie 68, 69
–, COP-BLAM/IMVP-16(-Protokoll) 69, 70
– – – Sequentialprotokoll 70
–, COP-BLAM-Schema 66, 68, 71, 72, 82
–, COPP-ABVD 90, 154
–, CytA BOM 67
–, HD7-Protokoll 89
–, HD8-Protokoll 90
–, HD9-Protokoll 90
–, HDR1-Protokoll 91
–, IEV-Schema 71
–, IEVM-Schema 71, 72
–, MACOP-B-Schema 66, 67
–, m-BACOD-Schema 67
–, MOPP-ähnliche 149, 155
–, ProMACE-MOPP 66, 67
–, VAPEC-B-Schema 67
–, Vermeidung von MOPP- oder COPP-ähnlichen 155
Chirurgische Entfernung, anaplastische großzellige Lymphome 135
2-Chlorodeoxyadenosin (2-CDA) 60, 61
Chromosom 1 37, 42
– 2 37–39
– 3 32, 38
– 5 37
– 6 37, 41
– 8 32, 36, 37, 39
– 9 36
– 11 32
– 13 38, 39
– 14 32, 36, 38, 39
– 17 38, 39, 42
– 22 39
Chromosom-1-Anomalien 41
Chromosom-13-Material 42
Chromosomale Duplikationen 38
Chromosomen-Abbrüche 140
Chromosomenalterationen 147
Chromosomenanomalie(n) 29, 30, 34, 37, 41
– bei T-Zell-Lymphomen/-Leukämien 34
–, klonale 30
–, primäre 30, 38
–, sekundäre 30, 42
Chromosomenbande 14q11 35

Chromosomenbruchpunkte 30
Chromosomenveränderungen 35
–, primäre 39
–, sekundäre 39
Chronisch-lymphatische T-Zell-Leukämie 18
Chronisch-myeloische Leukämie 42
Chronische Gastritis, *Helicobacter*-assoziierte 54
– Leukämien 149
– lymphatische B-Zell-Leukämie (B-CLL) 5, 10
– lymphatische Leukämie (CLL) 57, 58
CLL 57–59, 61, 64, 75
Collins 124
COPP-ähnliche Chemotherapie 155
COPP-Regime 154
COPP/ABVD-Schema 90, 155
CSF 123
CT von Hals, Thorax, Abdomen 92
CTCL 122, 123, 127, 129, 130, 132–137, 140
–, Frühdiagnose 133
–, großzellige 129
–, histologisches Bild 130
–, niedrigmaligne(s) 130
–, periphere 129
–, subkutane Formen 129
–, Transformation 130
Cyclin D1 32

Definitive maligne Melanome 140
Deletionen 38
Deltakette 130
Dendritische Zellen 122, 123, 133, 140
Deoxycoformycin (DCF), Nukleosidanalogon 60
Dermale dendritische Zellen (DCC) 122, 123
Dermatitis, «klonale» 139
Dermatochalasis 130
Dermatosen 130
Dermohypodermitis 129
DI (Dosisintensität) 67, 70, 110
– im rhGM-CSF-Arm, erhöhte 67
Diagnostische Laparotomie 98, 99
Diffuse großzellige B-Zell-Lymphome 15, 32
Dosiseskalation 111, 116
Dosiseskalationsstufen 112, 115
Dosisintensität (DI) 67, 70, 110
Dosisintensivierung 110
Duplikationen, chromosomale 38
Dutcher bodies 131
Dysfunktionen, gastrointestinale 156

EFI 87, 90–92
Ekzematoide Veränderungen 127, 133
Ekzematöse «Patches» 134

Endoskopie 79, 91
Endosonographie 79
Enteropathie 22
Entfernung, chirurgische (anaplastische großzellige Lymphome) 135
EORTC Cutaneous Lymphoma Study, 1993 136
Epidermotropismus 122, 127, 128
Epithelial-Membran-Antigen (EMA) 129
Epitheliale Neoplasien 149
Epstein-Barr-Viren (EBV) 45
Eradikationstherapie 52
Erhöhte DI im rhGM-CSF-Arm 67
Erosion 79
Erythema gyratum repens 130
Erythrodermie 128
Erythrodermisches Sézary-Syndrom 133
Erythroleukämie, sekundäre 147
Europäisch-Amerikanische Lymphom-Klassifikation, Revidierte 1, 3, 6
«experimentelle» Therapie, kutane Lymphome 138
«experimentelle» Therapieverfahren 138
Extended field irradiation, EFI 87, 90–92
Extended-field-Bestrahlung 101, 150
Extrakutane Manifestationen 135
Extranodale Lymphome
– –, primäre 94
– – des Gastrointestinaltraktes, primäre 49
– – des Magens, primäre 49
– Magenlymphome 53
– Non-Hodgkin-Lymphome 50
– – des MALT-Typs 53
Extranodales Marginalzonen-B-Zell-Lymphom (niedrigmaliges B-Zell-Lymphom vom MALT-Typ) 12
Exzision 129

Faktor, Granulozyten-Makrophagen-koloniestimulierender (rhGM-CSF) 67
Feltre 75
Field irradiation, extended 87, 90–92
– –, involved (IFI) 88, 90–93
Floride Pneumonitis 91
Fludara 60, 61
Fludarabin-Monophosphat (Fludara) 60
Follikelzentrums-Lymphom 5, 11
Follikuläre BCL der Haut 131
– lymphatische Hyperplasie 51
– Lymphome der Haut, primäre 131
– NHL 57, 58, 61
– Pseudolymphome 131, 133
– zentroblastisch-zentrozytische (cbcc) Lymphome 30, 40
Follikuläres BCL 132
– CBCL der Haut 130, 133

– niedrigmalignes NHL 58
Fraktionierte Ganzkörperbestrahlung 95
Frühdiagnose der CTCL 133
«Frühlymphom» 77
Funktionsstörungen, gastrointestinale 154

Ganzhaut-Elektronentherapie 137
Ganzkörperbestrahlung (TBI) 91, 93, 94
–, fraktionierte 95
–, konditionierende 88
Gastritis, chronische 79
–, *H.-pylori*-assoziierte 51
–, *Helicobacter*-assoziierte chronische 54
Gastrointestinale Dysfunktionen 156
– Funktionsstörungen 154
– Toxizität 154
Gastrointestinaltrakt 44
–, Lymphome 44, 45
– –, niedrigmaligne 49
– –, primäre extranodale 49
–, Non-Hodgkin-Lymphome 44
Germinalzellaplasie 154
GIL (gastrointestinale Lymphome) 94
Goldie und Coldman, Hypothese 106
– – –, Theorie 66
Gonadale Störungen 146
«Granulomatöse Retikulosen» (Mycosis fungoides) 131
Granulomatous slack skin (GSS) 129
– – –, histologisches Bild 129, 130
– – –, Phänotypisierung 129
– – –, T-Zell-Marker 129
Granulozyten-Makrophagen-koloniestimulierender Faktor (rhGM-CSF) 67
Großfleckige Parapsoriasis 140
Großzellige azurgranulierte Lymphozyten-Leukämie 19
– – –, NK-Zell-Typ 19
– B-Zell-Lymphome 5
– –, diffuse 15, 32
– –, primäre mediastinale 16
– –, sekundäre 53
– blastäre Hirnlymphome 46
– CTCL 129
– Lymphome, Ki1-positive anaplastische 37
– T-Zell-Lymphome (TCL) 128
Großzelliges anaplastisches Ki-1-Lymphom 36, 37
– Lymphom, anaplastisches 23, 24, 37, 128, 135
GSS 129
–, histologisches Bild 129, 130
–, Phänotypisierung 129
–, T-Zell-Marker 129

H.-pylori 50
–, Infektion 50

– -assoziierte Gastritiden 51, 75
– – Gastritis 51
– -Eradikation 51, 53, 54
– -Eradikationstherapie 53
– -Stämme 51
Haarzell-Leukämie 14
Hämophagozytische Pannikulitis 129
Hashimoto-Thyreoiditis 76
Haut, CBCC-Lymphom 130
–, folllikuläres BCL 132
–, folllikuläres CBCL 130, 132
–, primäre folllikuläre Lymphome 131
Hautinfiltration 38
Hautlymphome 136
– Behandlung 136
– Diagnostik 133
– Stadienklassifikation 134
HD7-Protokoll 89
HD8-Protokoll 90
HD9-Protokoll 90
HDR1-Protokoll 91
Helferzellen (T4-) 61
Helicobacter pylori 50, 75
Helicobacter-assoziierte chronische Gastritis 54
Helicobacter-pylori-Infektion 50
Hepatosplenisches γ-δ-T-Zell-Lymphom 20
Herzerkrankung, koronare 151, 155
Herzinfarkte 155
Hirnlymphome 48
–, großzellige blastäre 46
–, kleinzellige 46
–, niedrigmaligne primäre 54
–, sporadische 45
Histiozytom 133
HIV 44, 94
Hochaggressive Lymphome 93
Hochdosis-Chemo-Radio-Therapie 57
– -Chemotherapie (HDC) 88, 91, 95, 106, 110, 111, 114, 115
Hochdosistherapie(n) 61, 63, 112, 116, 150
Hochgradig maligne Non-Hodgkin-Lymphome 110
Hochmalignes B-Zell-Lymphom, Burkittlike 17
– Non-Hodgkin-Lymphom 66, 72, 110, 111, 116
Hodgkinsche Krankheit 25
– –, lymphozytenarmer Typ 26
– –, lymphozytenprädominanter Typ 25
– –, lymphozytenreicher klassischer Typ 27
– –, Mischtyp 26
– –, nodulär-sklerosierender Typ 25
Homing 48
Homingfaktoren 48
HTLV-I 122

Hyperplasie mit Alopezie, syringolymphoide 129
–, follikuläre lymphatische 51
–, pseudoepitheliomatöse 127
Hypothyreose 153

IF-Bestrahlung 94
IFN-α+ Retinoide 137
IFN-α 57–60, 63, 123
IFN-γ 122
Ifosfamiddauerinfusion 116
IgE-Rezeptor 59
IgM kappa 131
IL-1 122
IL-2 122
IL-3 123
IL-4 123, 140
(IL)-4-Synthese 122
IL-5 123
IL-6 123, 140
IL-7 123, 140
IL-8 123
IL-10 123, 140
IL-15 123, 140
Immunglobulin, zytoplasmatisches 131
Immunglobulinen(e) 34, 38
Immunglobulinschwer- und -leichtketten 30
Immunoblastische TCL 130
Immunoblastisches Lymphom 77, 128, 129
Immunozytom(e) 5, 10, 77, 130–132
– (CBCL), histologisches Bild 131
–, lymphomplasmazytoides 10
Infektion(en) 50, 144, 146, 149, 153
– mit *H. pylori* 50
Infertilität 98, 144, 154, 155
Infertilitätsrisiko 155
Infiltrat, plattenartiges 127, 134
«Infiltration, lymphocytic» 133
Initiation 140
Integrine 48
– in Adhäsionsmolekülen 48
Interaktion zwischen Ifosfamiddauerinfusion und Methotrexatausscheidung 116
Interferon (IFN) 58, 130
– alpha 137, 138
–, Deltakette 130
– gamma 122
–, klonales Rearrangement 130, 140
–, T-Zell-Rezeptorketten 130
Interferon-α (IFN-α) 57
Intestinale Lymphome, primäre 94
Intestinales T-Zell-Lymphom (mit oder ohne Enteropathie) 22
Inversion 14 36, 37
Involved field irradiation (IFI) 88, 90–93
Irradiation, extended field 87, 90–92

–, involved field 88, 90–93
–, total nodal 87
Isochromosomen 8q 37

Juckreiz 128

Kardiale Komplikationen 149, 150
– Spätkomplikationen 151
– Spättoxizität 150, 151
– Störungen 144, 146
Kardiomyopathie 151, 152
Keimzelltumoren 153
Keimzentrumszell-Lymphome 138
Keratinozyten 122
– -Autoantigene 140
– -Langerhans-Zelleinheit 122
– -Zytokine 123
Ketron-Goodman 128
Kette, leichte 131
–, schwere 131
Ki-1-Lymphom 136
–, großzelliges anaplastisches 36
Ki-1-positive anaplastische großzellige Lymphome 37
Kiel-Klassifikation 1, 2, 4–6, 29, 44, 124, 132
Killer-Zell-Neoplasien, natürliche 8
Kleinfleckige Parapsoriasis (Brocq) 132
Kleinzellige Parapsoriasis 140
– zerebrale Lymphome 46
Kleinzelliges lymphozytisches Lymphom (SLL) 10
Klonale Chromosomenanomalien 30
– TCR-Rearrangierung 128
«Klonale» Dermatitis 139
Klonales Rearrangement 130, 134
Klonalität 133
Klonalitätsnachweis 131, 134
KMT/PBSCT 61, 63
–, autologe 61, 63
Knochenmark 58
Knochenmarksbefall 134
Knochenmarkbiopsie 91
Knochenmarktransplantation (KMT) 61, 149
–, autologe 67, 72
Kombinierte Chemo-Strahlen-Therapie 60, 82, 102, 149, 155
Komplikationen 82
–, kardiale 149, 150
–, lokale 84
Konditionierende Ganzkörperbestrahlung 88
Konsilidationstherapie 116
Korium 119
Koronare Herzerkrankung 151, 155
Kraniospinale Systembestrahlung 93
Kryokonservierung 113
Kumulative Mortalitätsinzidenz 145

Sachwortverzeichnis

Kutan-subkutane Knoten 130
Kutane B-Zell-Lymphome, CBCL 123, 130, 134, 136
– Lymphome 119, 134, 135, 136, 138
– –, Ausbreitungsstadium 135
– –, Behandlung 136
– –, Diagnostik 133
– –, experimentelle Therapie 138
– –, extrakutane Manifestation 135
– –, Histomorphologie 133
– –, Nosogenese 140
– –, Pathogenese 140
– –, Prognosefaktor 135
– –, Stadieneinteilung 134, 135
– –, Staging-Untersuchungen 138
– –, Überlebenskurven 135
– –, Zytologie 135
– T-Zell-Lymphome (CTCL) 122, 140
– –, stadiengerechte Therapie 137
Kutanes Lymphozytenantigen (CLA, HECA-452) 129

Laparoskopie 92
Laparotomie, diagnostische 98, 99
– mit Splenektomie 92
Large-cell-Lymphom, anaplastisches (ALCL) 128
Latente Lymphome 140
Lebensqualität 146, 152
Leberbiopsie 92
Leichte Kette 131
Leistungsfähigkeit 152
Lennert-Lymphom 20
Leukämie(n), akute 149
– –, myeloische 150
–, chronische 149
– – lymphatische 18, 57, 58
–, chronisch-myeloische 42
–, prolymphozytische 10, 18
–, sekundäre akute myeloische 150
– – – –, myelomonozytäre 148
–, T-lymphoblastische 17
– vom azurgranulierten Typ 18
– vom Burkitt-Typ, akute lymphatische 42
–, Vorläufer-B-lymphoblastische 9
LHRH-Analoga 155, 156
Lichen chronicus simplex 130
Lokalbehandlung 136
Lukes 124
Lumbalpunktion 92
Lunge 75
Lungendosis 95
Lupus erythematodes 133
– vulgaris 130
Lymphatische B-Zell-Leukämie, chronische 5, 10
– Hyperplasie, follikuläre 51
– Leukämie vom Burkitt-Typ, akute 42
– –, chronische 57, 58
Lymphatisches System, mukosaabhängiges (MALT) 45
Lymphknoten 119
Lymphknotenareale 89, 90
Lymphknotenbefall, regionaler/distaler 77
Lymphknotenregionen 89
Lymphknotenschwellung 128
Lymphoblastisches Lymphom 77, 145
«Lymphocytic infiltration» 133
Lymphoepitheliale Läsionen 75
Lymphoepitheloides/Lennert-Lymphom 20
Lymphom(e), abortive 140
–, aggressive 92
–, AIDS-assoziierte 94
–, anaplastische(s) 139
– –, großzelliges 23, 24, 128, 135
– – – (T- und Null-Zell-Typen) 23
–, angiozentrisches 21
–, definitive maligne 141
–, Diagnostik kutaner 133
–, follikuläre zentroblastisch-zentrozytische (cbcc) 30, 40
– gastrointestinale 77, 82
– des Gastrointestinaltraktes 44, 45
– –, niedrigmaligne 49
– –, primäre extranodale 49
– der Haut, primäre follikuläre 131
–, hochaggressive 93
–, immunoblastisches 77, 128, 129
–, Ki-1-positive anaplastische großzellige 37
–, kleinzelliges lymphozytisches 10
–, kutanes 119, 134, 135, 138
–, latente 140
–, lymphoblastische(s) 77, 140
–, lymphoplasmazytoides 10
– des Magens, primäre extranodale 49
–, maligne 138, 149
–, niedrigmaligne(s) 79
–, nodale 48, 131, 134, 135, 138
–, pleomorphe 139
–, primäre extranodale 94
– –, intestinale 94
– –, zerebrale 44–46, 54, 94
–, sekundäre, den Magen befallende nodale 74
–, T-lymphoblastisches 17
–, Vorläufer-B-lymphoblastisches 9
–, zentroblastisch-zentrozytische(s) 30, 42, 92, 126, 130
–, zentrozytische(s) 132
–, zerebrale 45, 48, 54, 94
Lymphom-Klassifikation, Revidierte Europäisch-Amerikanische 1, 3, 6

Lymphomatoide Papulose (LYP) 132, 140
– –, histologisches Bild 132
– Papulosis 139
Lymphomentwicklung 49
Lymphoplasmazytoides Lymphom (Immunozytom) 10
Lymphozyten 123
–, zirkulierende villöse 14
– -Leukämie, großzellige azurgranulierte 19
– – –, NK-Zell-Typ 19
Lymphozytenantigen, kutanes 129
Lymphozytenverdopplungszeit 59
Lymphozytisches Lymphom, kleinzelliges 10

Magen, MALT-Lymphom 50
–, Non-Hodgkin-Lymphome von hohem Malignitätsgrad 53
–, niedrigmaligne(s) Non-Hodgkin-Lymphom(e) 51, 53, 54
–, primäre extranodale Lymphome 49
Magen-Darm-Passage (MDP) 92
Magenlymphom(e), extranodale 53
– vom MALT-Typ, primäre 54, 75
–, primäres 74
–, sekundäres 74
Makrophagen 130, 145
Makrozange 79
Maligne BCL 130
– Lymphome 138, 149
– Non-Hodgkin-Lymphome 54
– – des Magens 53
– –, hochgradig 110
Malignes Non-Hodgkin-Lymphom, MALT-Typ 49
MALT (Mukosa-assoziiertes lymphoides Gewebe) 5, 49, 74–78, 124, 132
–, (adjuvante) Polychemotherapie 84
–, Alterserhebung für MALT-Lymphome 79
–, Ätiologie der MALT-Lymphome 75
–, ausgedehnte Operationen 82
–, autoimmunologische Erkrankung 76
–, B-Symptome 79
– -B-Zell-Lymphom 5, 77
–, Chemotheraphie 82
–, chronische Gastritis 79
–, «centrocyte-like cells» 75
–, COP-Schema 82
–, Diagnostik 79
–, Endoskopie 79
–, Endosonographie 79
–, Erosion 79
–, Feltre 75
–, «Frühlymphom» 77
–, Gewebe mit MALT: Waldeyerscher Rachenring, Parotis oder Lunge 75
–, Hashimoto-Thyreoiditis 76
–, Häufung primärer Magenlymphome 75
–, hochmaligne B-Zell-Lymphome 77
–, Homing-Verhalten 74
–, immunoblastische Lymphome 77
–, Immunozytom 77
–, Klassifikation 77
–, Klinik der MALT-Lymphome 79
–, Komplikationen 82, 84
–, Laborbefund-Konstellation 79
–, lokale Komplikationen 84
–, Lokalisation 81
–, Lunge 75
–, lymphoblastische(s) Lymphom(e) 77
– – – vom Burkitt-Typ 79
–, lymphoepitheliale Läsionen 75
– -Lymphom des Magens 50
– -Lymphome 74–77, 94
–, Makrozange 79
–, M. Hodgkin 79
–, Multicenterstudie 83–85
–, nicht klassifizierbare Lymphome 77
–, nicht resezierbare Tumoren 84
–, niedrigmaligne B-Zell-Lymphome 12, 77
–, operative Resektion 82
–, palliative Operation 84
–, Parotis 75
–, Penetrationstiefe in die Magen-Darm-Wand 77
–, peptisches Ulkus 79
–, polypöser Tumor 79
–, postoperative Strahlentherapie 84
–, Prävalenz von mit *H. pylori* assoziierten Gastritiden 75
–, prognostische Faktoren 81
–, regionaler/distaler Lymphknotenbefall 77
–, retrospektive Analyse 83
–, Rezidive 75
–, Schlingenbiopsie 79
–, «sekundär hochmaligne Lymphome» 77
–, Sjögren-Syndrom 76
–, Stadieneinteilung 77
–, Strahlentherapie 82, 150
–, «strip off biops» 81
– -System 49
–, Therapie 82
–, Tumordurchmesser 82
– -Typ 12, 49–54
– –, extranodale Non-Hodgkin-Lymphome 53
– –, primäre Magenlymphome 54
– –, niedrigmaligne Non-Hodgkin-Lymphom 51–53
–, Überlebensanalyse 81
–, Überlebenswahrscheinlichkeit 81
–, Ulzeration 79
–, verdickte Schleimhaut 79
–, Waldeyerscher Rachenring 75
–, zentroblastische Lymphome 77
Mammakarzinom, sekundäres 150

Manifestationen, extrakutane 135
Mantelfeld 87
Mantelfeldbestrahlung 150, 153, 155
Mantelzell-Lymphom(e) 5, 11, 32, 132
Mantelzonen-Lymphome 140
Marginalzonen-B-Zell-Lymphom, extranodales 12
–, nodales 13
Marginalzonen-B-Zell-Milz-Lymphom 14
Mediastinale Bestrahlung 150–152
– Strahlendosis 155
Mediastinales, großzelliges B-Zell-Lymphom, primäres 16
Mediastinaltumoren 90
Mediastinum, Bestrahlung 93
Melanome 149
–, definitive maligne 140
Meningeoseprophylaxe 94
Methotrexatausscheidung 116
Methotrexatspiegel 111, 115
Mikroabszesse, Pautriersche 128
MIVA (Hochdosis-Chemotherapie) 111
«monomorphe Retikulosen» 131
Monozytoide B-Zellen 132
MOPP-ähnliche Chemotherapie 149, 155
– -Regime 154
– -Schema 150, 151, 155
Morbidität 144, 146, 150
Morbiditätsrisiko 146, 156
Morbus Basedow 153
– Brocq 132, 139
Mortalität 144, 146, 150
Mortalitätsinzidenz, kumulative 145
Mortalitätsrate 147
Mortalitätsrisiko 146–148, 155
Mukosaabhängiges lymphatisches System (MALT) 45
Multicenterstudie 83-85
Mutationen 140
Mycosis fungoides (MF) 19, 61, 122, 126–128, 131, 133, 139, 140
– – /Sézary-Syndrom 19, 120, 122
Myelodysplastische(s) Syndrom(e) 149, 150
– –, sekundäre 149
Myeloische Leukämien, akute 150
– –, sekundäre 150
Myelom 15
Myelomonozytäre Leukämie, sekundäre akute 148
Myelosuppression 91

Natürliche Killer-Zell-Neoplasien 8
Nebenwirkungen, akute 115
–, perakute 144
Neoplasien, epitheliale 149
–, sekundäre 149, 153, 155
NHL 5

– follikuläres 57, 58, 61
– –, niedrigmalignes 58
–, niedrigmalignes 61–64
–, Prognose 67
Niedrigmaligne(s) Lymphom(e) 46, 79
– – des Gastrointestinaltraktes 49
– – vom MALT-Typ 12
– Non-Hodgkin-Lymphom(e) (NHL) 57, 59, 61–64
– – des Magens 53, 54
– – – vom MALT-Typ 51-53
– primäre Hirnlymphome 54
– – zerebrale Lymphome 54
Niedrigmalignes CTCL 130
– Lymphom 46, 79
– NHL, follikuläres 58
–, Transformation 130
NK-Aktivität 123
NK-Zell-Aktivität 122, 123
NK-Zell-Neoplasien 17
Nodal irradiation, total 875
Nodale Lymphome 48, 131, 134, 135, 138
–, sekundäre, den Magen befallende 74
Nodales Marginalzonen-B-Zell-Lymphom 13
Non-Hodgkin-Lymphom(e) (NHL) 29–31, 44, 149, 150
–, blastäres 50
–, extranodale 50
– des Gastrointestinaltraktes 44
–, hochgradig maligne 117
–, hochmaligne(s) 66, 72, 110, 111, 116
– des Magens 51, 53
– – vom MALT-Typ 53
– – von hohem Malignitätsgrad 53
– –, niedrigmaligne 53, 54
–, extranodale 50
–, maligne 54
– vom MALT-Typ 49
– –, extranodale 53
– –, niedrigmaligne(s) 51, 52
–, niedrigmaligne 57, 59, 61–64
–, primär zerebrale 48
–, Prognose 67
Nosogenese 138
Nukleosidanaloga 57, 60–63
–, Deoxycoformycin (DCF) 60, 62, 138

Onkogen c-myc 32, 38, 42
Onkogenaktivierung 29
Onkogene 29, 30
Operation 82
–, palliative 84
Operative Resektion 82
Organlymphom(e) 54
Organtoxizität(en) 110, 116, 144
Organtransplantation 44, 45
Östrogendefizit 155

Sachwortverzeichnis

Ovarialinsuffizienz 155

p53-Tumorsuppressorgen 40
Pagetoide Retikulose 128, 133
Palliative Operation 84
Pannikulitis 130
–, hämophagozytische 130
Pannikulitisches T-Zell-Lymphom, subkutanes 20
Papulose, lymphomatoide 132, 140
Papulosis, lymphomatoide 139
Parapsoriasis 126, 132
–, großfleckige 132, 139, 140
–, kleinfleckige 132, 139
–, kleinzellige 140
Parotis 75
Pathogenese 122, 138
Pathologisches Staging 91
Pautriersche Mikroabszesse 127, 128
PCR 122, 134
– -Technik 134
Pemphigus foliaceus 130
Peptisches Ulkus 79
Perakute Nebenwirkungen 144
Perikarditis 151, 155
Periphere B-Zell-Lymphome 5
– Blutstammzellen 111
– kutane T-Zell-Lyphome 129
– Stammzelltransplantation 91
– T-Zell-Lymphome 5
Peripheres T-Zell-Lymphom, unspezifiziert 19
Photochemotherapie 136
Photopherese 138
Plasmozytom/Myelom 15, 59
Plattenartige Infiltrate 127, 134
Pleomorphe Lymphome 139
– TCL 128
Pneumokokken 153
Pneumonitis, floride 91
–, strahleninduzierte 152
Pneumonitisrisiko 95
Poikilodermie 132
Polychemotherapie, aggressive 137
Polyklonalität 133
Postoperative Strahlentherapie 84
Prä-B-ALL 42
Prä-Sézary-Syndrom 140
Primär zerebrale Non-Hodgkin-Lymphome 48
Primäre extranodale Lymphome 49, 94
– – – des Gastrointestinaltraktes 49
– – – des Magens 49
– Chromosomenanomalien 38
– Chromosomenveränderungen 39
– folliculäre Lymphome der Haut 131
– Hirnlymphome, niedrigmaligne 54
– intestinale Lymphome 94

– Magenlymphome 74
– – vom MALT-Typ 54, 75
– – mediastinales, großzelliges B-Zell-Lymphom 16
– zerebrale Lymphome 44–46, 54, 94
– – –, niedrigmaligne 54
Prolymphozytische Leukämie (B-PLL) 10, 18
Prophylaktische Schädelbestrahlung 93
Protoonkogen BCL2 30
(Proto-)Onkogene 138
Pseudoepitheliomatöse Hyperplasie 127
«Pseudolymphomatöse» CBCL 131
Pseudolymphome 133
–, follikuläre 131, 133
– –, Borrelia burgdorferi 133
– –, Tätowierung 133
– –, Arzneimittel (Phenytoin-Präparate) 133
Psychosoziale Spätstörungen 155, 156
– Störungen 144, 146
Pulmonale Spättoxizität 155
– Störungen 144, 146
– Toxizität 152
«Purging» 63
PUVA 136, 137

Radiogene Akutreaktionen 91
Rappaport 124
REAL-Klassifikation 5, 8, 44, 124
Rearrangement, klonales 129, 134
Rearrangierung der T-Zell-Rezeptorgene, klonale 127, 128
Reduktion des Behandlungsumfanges 89
Resektion, operative 82
Resterkrankung 63
Retikulohistiozytom des Rückens (Crosti) 126, 131
– – –, histologisches Bild 131
Retikuloid, aktinisches 130
Retikulose(n), pagetoide 128, 133
–, granulomatöse 131
–, monomorphe 131
Retinoide + IFN 137
Revidierte Europäisch-Amerikanische Lymphom-Klassifikation 1, 3, 6
Revised European American Lymphoma (R.E.A.L.) Classification 4
Rezidiv(e) 75, 104, 106
Rezidivtherapie 91, 149
Rezidivwahrscheinlichkeit 100
rhG-CSF 67
rhGM-CSF 67, 68, 71, 72
Röntgenbestrahlung 135

Sarkome 149
Schädelbestrahlung, prophylaktische 93
Schichtenaufbau 119
Schilddrüse 153

Schilddrüsenkarzinome 153, 156
Schleimhaut, verdickte 79
Schlingenbiopsie 79
Schwere Kette 131
Sekundäre akute myeloische Leukämie 150
– – myelomonozytäre Leukämie 148
– Anomalien 38
– Chromosomenanomalie(n) 30, 42
– Chromosomenveränderungen 39
– Erythroleukämie 147
– großzellige B-Zell-Lymphome 53
–, den Magen befallende nodale Lymphome 74
– myelodysplastische Syndrome 149
– Neoplasien 149, 153, 155
Sekundäres Magenlymphom 74
– Mammakarzinom 150
Sekundärneoplasien 144, 146, 149, 150
Semimaligne («pseudolymphomatöse»)
   CBCL 131
Serotoninantagonisten 91
Serumthymidinkinase-Spiegel 59
Sézary-Syndrom 19, 61, 122, 126, 128, 140
–, erythrodermisches 133
Sjögren-Syndrom 76
Slack skin, granulomatous 129
Southern-blot-Analyse 134
Späte Therapiekomplikationen 149
– Toxizität 144
Spätkomplikationen 155
–, kardiale 155
–, therapieassoziierte 144, 149
Spätstörungen, psychosoziale 155
Spättoxizität(en) 91, 144, 146
–, kardiale 150, 151
– nach M. Hodgkin, Morbidität 144
– –, Mortalität 144
–, pulmonale 155
–, therapieassoziierte 144, 146, 156
–, therapiebedingte 97
–, verzögerte 144
Spättypreaktion 122
Sperma-Kryokonservierung 98
Splenektomie 92, 149, 150, 155, 156
Spontanregression 129
Sporadische Hirnlymphome 45
– zerebrale Lymphome 45
Sporadisches Burkitt-Lymphom 140
Stadiengerechte Therapie kutaner T-Zell-Lymphome 137
Stadium I (ekzematöse «Patches») 134
– II (plattenartige Infiltrate, «Plaques») 134
– III (Tumoren) 134
Staging, pathologisches 91
Staging-Laparotomie 90
– -Untersuchung 98, 138
Stammzellersatz, autologer 110

Stammzellseparation 111
Stammzelltransplantation 57, 61
–, periphere 91
Störungen, gonadale 146
–, kardiale 144, 146
–, psychosoziale 144, 146
–, pulmonale 144, 146
Strahlendosis, mediastinale 155
Strahleninduzierte Pneumonitis 152
Strahlenpneumonitis 91, 152, 155
Strahlentherapie 57, 63, 82, 84, 85
«strip off biopsy» 81
Struma 153
Subkutane Formen der CTCL 129
Subkutanes pannikulitisches T-Zell-
   Lymphom 20
Syndrom(e), myelodysplastische(s) 149, 150
– – sekundäre 149
Syringolymphoide Hyperplasie mit
   Alopezie 129
Systembestrahlung, kraniospinale 93
Systemische Therapie 136

T-lymphoblastische Leukämie 17
T-lymphoblastisches Lymphom 17
T-NHL 5
T-Zell-Leukämie(n) 35
–, adulte 22
–, chronisch-lymphatische 18
T-Zell-Lymphom(e) 5, 34–36, 61, 119
–, adultes 5, 22
–, angioimmunoblastisches 21
–, großzellige (TCL) 128
–, hepatosplenisches γ-δ- 20
–, intestinales 22
–, kutane 122, 140
–, peripheres 5, 19
– (Sézary-Syndrom, Mycosis fungoides) 61
–, stadiengerechte Therapie kutaner 137
–, subkutanes pannikulitisches 20
T-Zell-Lymphome/-Leukämien 34, 35
–, Chromosomenanomalien 34, 36
T-Zell-Neoplasien 8, 17
T-Zell-Rezeptor 131, 134, 138
– alpha 35
– beta-Gen 35
– delta 35
– gamma-Gene 35
T-Zell-Rezeptorgene 34, 35
–, Rearrangierung 127, 128
T-Zell-Rezeptorketten 129, 130
– -Deltakette 130
–, klonales Rearrangement 130
T-Zell-Subtyp 18
T-Zell-Toxizität 61
T-Zonen 119
T4-Helferzellen 61

TBI (Ganzkörperbestrahlung) 91, 93, 94
TBI (Tumor-Burden-Index) 134, 135, 138
TCL, immunoblastische 130
–, pleomorphes 128, 129
TCR-Rearrangierung, klonale 128
TGF 123
TH-2-Phänotyp 140
T-Helfer-1-Zellen 122
T-Helfer-2-Zellen 122
T-Helfer-Memory-Zellen 123
T-Helfer-Typ 129
Theorie von Goldie und Coldman 66
Therapie, adjuvante 138
–, «experimentelle» 138
– kutaner T-Zell-Lymphome, stadien-
  gerechte 137
–, MALT- 82
–, systemische 136
Therapieassoziierte Spätkomplikationen 144,
  149
– Spättoxizitäten 144, 146, 156
Therapiebedingte Spättoxizitäten 97
Therapieintensivierung 110, 115
Therapiekomplikationen, späte 149
Therapieplanung 90
Therapieverfahren, «experimentelle» 138
Thorax, CT 92
Thymus-Bypassmodell 140
TNF-alpha 123
Total nodal irradiation 87
Total-lymphatische Bestrahlung 87
Toxizität 91, 116
–, gastrointestinale 154
–, pulmonale 152
–, späte 144
–, therapiebedingte 89, 98
Toxizitätsuntersuchungen 98
Transformation 41
– niedrigmaligner CTCL 130
Translokation 29–31, 35, 39
– 7;11 37
– 8;14 42
– 8;22 42
– 14;18 40–42
– t(2;5) 37
– t(14;18) 30, 31
t-(14;18)-Translokation 124, 131
8;14- Translokation 42
9;22-Translokation 42
13;17-Translokation 42
14;18-Translokation 42
Translokationen 30, 41
–, balancierte 38
Trisomie 3 53
– 7 41
– 11 38
– 12 41, 59

Tumor-Burden-Index (TBI) 134, 135, 138
Tumor(en), kutan-subkutane 130
–, nicht resezierbare 84
–, polypöser 79
Tumordurchmesser 82
Tumorprogression 140
Tumorsuppressorgene 40, 140
Typ-IV-Reaktion 122

Überlebensanalyse 81
Überlebenskurven 136
Überlebensrate 137, 145
Überlebenswahrscheinlichkeit 81
Überlebenszeit 82
Ulkus, peptisches 79
Ulzeration 79, 127, 130
Umgekehrtes Y-Feld 87

V-beta-Regionen 134
Vakzinierung 138
Veränderungen, ekzematoide 127, 133
Vermeidung von MOPP- oder COPP-ähnlichen
  Chemotherapien 155
Verzögerte Spättoxizität 144
Viren 140
Virusinfektionen 122
Vitalkapazität 152
Vorläufer-B-lymphoblastische Leukämie 9
– -B-lymphoblastisches Lymphom 9
– -B-Zell-Lymphome 5
– -T-Zell-Lymphome 5
Vorphase 113
Vorphasentherapie 113

Waldeyerscher Rachenring 75, 87
Working Formulation 1, 2, 4–6, 29, 124
Worringer-Kolopp 128

X-Chromosom 41

Y-Chromosom 41
Y-Feld, umgekehrtes 87

Zellen, dendritische 122, 123, 133, 140
Zentroblastisch-zentrozytische(s) (cbcc) Lymphome 30, 42, 92, 126, 130
– –, follikuläre 30, 40
Zentrozytische(s) Lymphom(e) 132
Zerebrale Lymphome 44–46, 54, 94
– –, großzellige blastäre 46
– –, kleinzellige 46
– –, niedrigmaligne primäre 54
– –, primäre 44–46, 54, 91
– –, sporadische 45
– Non-Hodgkin-Lymphome, primär 48
Zervikale Bestrahlung 153
ZNS-Befall 93

Sachwortverzeichnis 169

Zweitmalignomrisiko 122
Zystitisprophylaxe 111
Zytogenetik 29
Zytokine 136, 140
–, Interleukin (IL)-4 140
– – -6 140
– – -7 140
– – -10 140
– – -15 140
Zytologie 135
Zytoplasmatisches Immunglobulin 131